Medical
Pocket Book Series
メディカル・ポケットブック シリーズ

飯島治之 著

ナースのための
解剖(かいぼう)生理(せいり)
ポケットブック

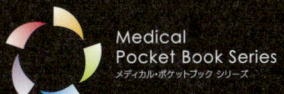

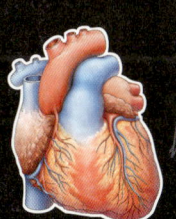

技術評論社

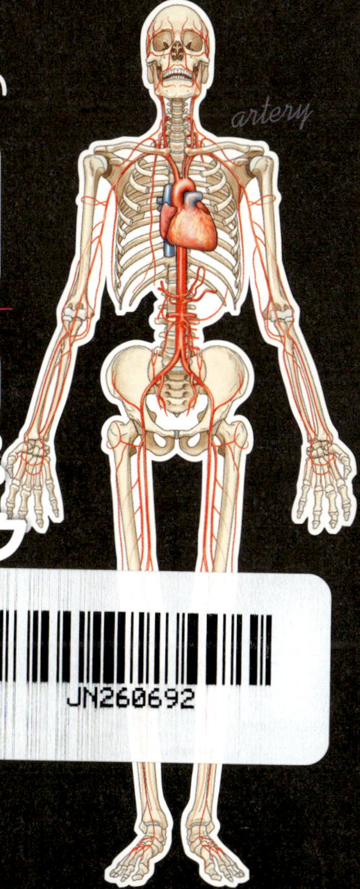

はじめに

　本書は、看護師や検査技師など医療の現場で活躍することを目指す学生が、より深く解剖学を理解することを目的として刊行しました。

　解剖生理学は医療に従事する多くの人々にとって必須の教科目ですが、苦手とする学生が多く見受けられます。これは、多くの教科書では言葉が難解で、文章量が多く、図が少ないため、一度読んだだけでは理解しがたいことが1つの要因です。また、解剖学アトラスでは図は精密なものが多いものの、説明が少なく、教科書との併用が必要であり、さらに引き出し線が多いため、何を覚えていいのか取捨選択に困る上に、分厚く日常の授業や実習に携帯するには不向きなのも一因でしょう。

はじめに

　このような現状をふまえて、本書は右ページに器官や臓器の図を配し、左ページにその器官、臓器の概要と覚えるべきポイントの説明を簡単に箇条書きにすることにより、視覚情報と文書情報の結合を深めるようにしました。さらにポケットサイズにすることにより、常時携帯し、いつでも必要な知識の確認ができるように工夫しました。読者の皆様には、本書を有効に活用することにより解剖生理学の知識が向上することを願うものです。

　本書の刊行にあたり、多大なご尽力をいただいたイラストレーターの上村一樹さん、および技術評論社の皆様に深謝いたします。

平成25年9月　飯島治之

ナースのための解剖生理ポケットブック　目次

この本の見方……10

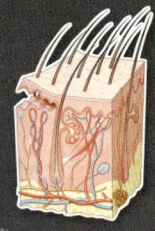

外皮系
　　皮膚……12

筋骨格系

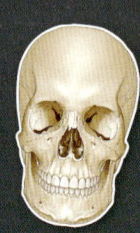

　　骨……14

　　関節……16

　　頭蓋……18

　　頭蓋底……20

　　脊柱……22

　　胸郭……24

　　骨盤……26

　　上肢骨……28

　　下肢骨……30

　　頭部の筋(表情筋)……32

　　頭部の筋(咀嚼筋)……34

　　頸部の筋……36

　　体幹の筋……38

横隔膜……40

背部の筋……42

上肢の筋……44

下肢の筋……46

循環系

血液……48

血管……50

心臓(外形)……52

心臓(内形)……54

動脈の分布①……56

動脈の分布②……58

大脳動脈輪……60

皮静脈……62

門脈……64

胎児循環……66

リンパ管……68

リンパ器官……70

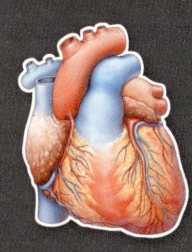

ナースのための解剖生理ポケットブック　目次

呼吸系

鼻（鼻腔）……72

咽頭……74

喉頭……76

気管と気管支……78

肺……80

肺胞……82

胸腔……84

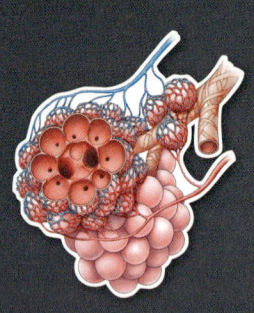

消化系

口（口腔）……86

胃……88

十二指腸……90

小腸……92

大腸……94

直腸および肛門……96

肝臓……98

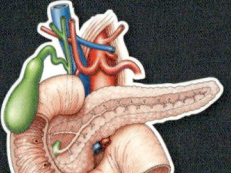

目次

肝小葉……100

膵臓……102

腹腔……104

泌尿生殖系

腎臓……106

ネフロン……108

膀胱……110

精巣……112

男性生殖付属器官……114

卵巣……116

子宮……118

人体発生……120

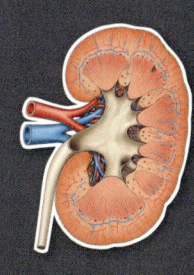

内分泌神経系

大脳(外形)……122

大脳(内形)……124

間脳……126

脳幹……128

小脳……130

脊髄……132

脊髄（内形）……134

髄膜……136

伝導路（下行路）……138

伝導路（上行路）……140

腕神経叢……142

腰仙骨神経叢……144

自律神経……146

視神経、動眼神経、滑車神経、外転神経……148

三叉神経……150

顔面神経……152

舌咽神経、副神経、舌下神経……154

迷走神経……156

下垂体……158

甲状腺と上皮小体……160

副腎（腎上体）……162

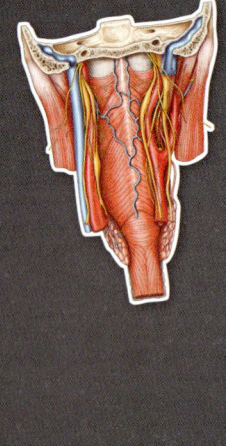

感覚系

眼……164

耳と内耳神経……166

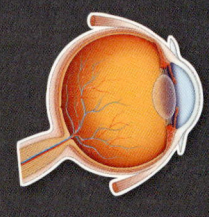

組織

細胞……168

染色体……170

上皮組織……172

結合組織……174

筋組織……176

神経組織……178

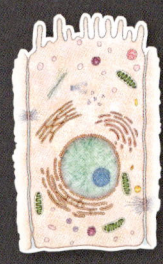

索引……180

この本の見方

ナースの皆様にとって解剖学の知識は必須なもの。しかし、覚えることが多岐にわたるため、頻繁に使わない知識は記憶の底に沈みがち。「この部位の名称って何だっけ?」「ここの機能はどんなだったかな?」そう感じたらすぐに確認できるよう、"知識の呼び戻し"に特化した内容になっています。

★ タイトル
解説する部分の名称や総称です。

★ 読み方
タイトルの読み方を表示しました。

★ 概要
総括的な内容を解説しました。大まかな構造や機能について、コンパクトにまとめてあります。

★ 部位・用語解説
重要な部位や用語についての解説です。構造や働きなど、より詳しい内容が記述してあります。

★ 表記、記号について

▶ 参照ページ
別のページで解説・図解している用語には、参照ページをつけました。例えば ➡P81 の場合は、81ページに詳しい内容がのっています。

▶ イラスト表示の名称
イラストに表示のある名称は、青文字で表示しました。

▶ 重要な用語
重要と思われる用語は、太字で表示しました。

関節

かんせつ
[join

関節は骨と骨との連結部分のことで、その形状や機能によって**不動関節**、**半関節**、**自由可動関節**に区分される。不動関節は連結部分に運動性がなく、固定や補強を行う関節で、頭蓋の**縫合**がその例である。半関節はやや運動性のある関節で、脊柱の**椎間関節**などがその例である。自由可動関節は運動性の大きな関節で、相対する骨の表面は**関節軟骨**でおおわれる。四肢の多くの関節はこれに属する。自由可動関節では、その運動性を補助するために**滑膜**や**靭帯**が存在し、**関節円板**を有するものも存在する。

- **縫合**:頭蓋にみられる骨の連結で、冠状縫合、矢状縫合、鱗状縫合、ラムダ縫合などが存在する。
- **関節軟骨**:関節で対峙する骨の表面をおおう軟骨で、運動摩擦による骨の損傷を防止する。加齢による軟骨の減少は運動障害や関節痛の原因となる。
- **関節包**:関節を構成する骨をおおう袋状の構造。
- **滑膜**:関節腔の内面をおおう膜で**滑液**を分泌し、関節の運動性を高める。また、一部の関節では**滑膜ヒダ**が存在し、摩擦による損傷を防止する。
- **靭帯**:**関節包**の外面をおおう密性結合組織の膜で、関節の固定、保護を行う。膝関節では**関節内靭帯**(**十字靭帯**)が存在し、骨の連結を安定させ円滑な歩行運動を可能としている。
- **関節円板**:軟骨でできた円板状の構造で、顎関節、胸鎖関節や橈骨手根間関節などに存在する。また、膝関節にみられる**関節半月**も関節円板の1つである。
- **種子骨**:関節周囲にある小さな骨で、関節運動による筋の損傷を軽減する。
- **滑液包**:骨と筋の間にある袋状の構造で、摩擦による筋、腱の損傷を防ぐ。

この本の見方

★ 英語名
タイトルの英語名です。表現方法が複数あるものについては、代表的なものを挙げました。

★ イラスト
とくに重要な部位、記憶に留めておいてほしい部位にしぼって位置を示しました。また、理解しておくと便利な組織の拡大図や細胞の構造、人体の発生過程などのイラストも掲載しました。

★ インデックス
各部分が属するグループごとにインデックスをつけました。

- 外皮系
  皮膚
- 筋骨格系
  筋肉、骨
- 循環系
  血管、リンパなど
- 呼吸系
  口、気管、肺など
- 消化系
  胃、腸、肝臓など
- 泌尿生殖系
  腎臓、性器、発生など
- 内分泌神経系
  脳、脊髄、神経など
- 感覚系
  眼、耳など
- 組織
  細胞、遺伝子など

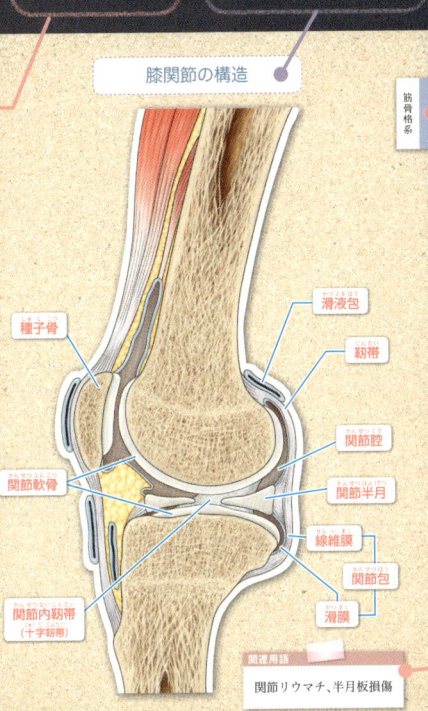

膝関節の構造

筋骨格系

種子骨
関節軟骨
関節内靭帯
（十字靭帯）
滑液包
靭帯
関節腔
関節半月
線維膜
関節包
滑膜

関連用語
関節リウマチ、半月板損傷

★ 関連用語
ナースの皆さんに留意してほしい疾病などを、関連用語としてあげました。

皮膚

ひふ
【skin】

皮膚は人体の表面をおおう最大の器官系であり**外皮**ともいわれる。その構造は基本的に**表皮**、**真皮**、**皮下組織**で構成される。表皮は重層扁平上皮で構成される5層構造で、最表層を**角質層**（ケラチン層）、最深層を**基底層**という。真皮は**コラーゲン**や**弾性線維**を多く含む疎性結合組織で構成され、**乳頭層**と**網状層**に区分される。この層は表皮に栄養を供給する血管が分布し、**毛根**、**汗腺**、種々の**感覚受容器**が存在する。**皮下組織**は真皮と下層にある筋や骨を結合する層で、脂肪層も存在する。

- **角質層（ケラチン層）**：角質層は**ケラチン**を含む死んだ表皮細胞で構成され、生体を保護する。表皮細胞は常に下層から補充され、表面に達すると垢やフケとなって脱落する。

- **基底層**：皮膚の基底層には幹細胞が存在し、細胞分裂を繰り返し、表皮細胞を補充する。また、**メラニン細胞**が存在し、UV刺激によりメラニン色素を合成・分泌してUVから皮膚を保護する。

- **汗腺**：汗を分泌する外分泌腺で、**エクリン腺**と**アポクリン腺**に区分される。エクリン腺は手掌や足底に多く分布する。アポクリン腺は臭腺ともいわれ、腋窩、乳輪、外陰部に多く存在し、有機酸を多く含む汗を分泌する。

- **感覚受容器**：皮膚感覚を受容する器官で、触覚は**マイスナー小体**、**メルケル触覚盤**、圧覚は**ファータ・パチニ小体**、痛覚・温度覚は**自由神経終末**で受容される。

- **毛**：皮膚の付属構造で、**毛幹**と**毛根**で構成される。毛根には毛母細胞があり細胞分裂を行い、毛を伸張させる。毛根の上部には**皮脂腺**や**立毛筋**が存在する。皮脂は皮膚の乾燥を防止し、立毛筋が収縮すると皮膚表面が隆起し、鳥肌となる。

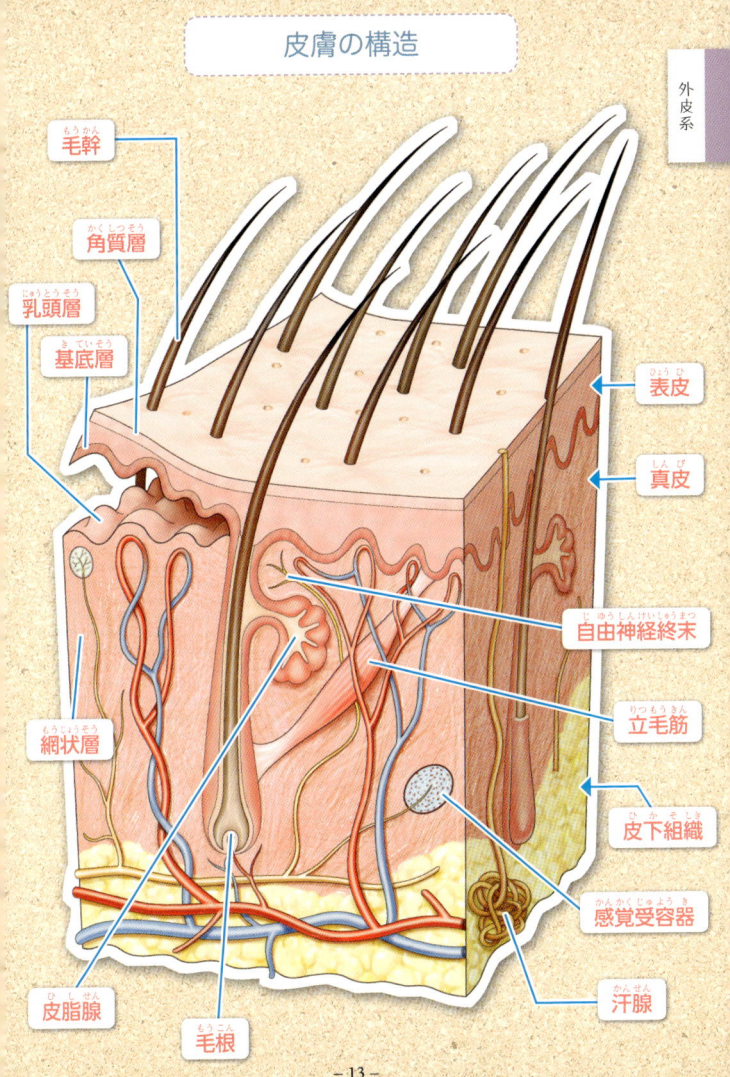

骨

こつ（ほね）
【bone】

骨は全身に分布し、骨格系を構成する硬組織で、形状により**長骨**、**短骨**、**扁平骨**、**含気骨**に区分される。骨の構造は、外側から**骨膜**、**緻密質**、**海綿質**、**髄腔**に構成される。その成分はカルシウムを主体とする無機質で、とくに**リン酸カルシウム**が多い。カルシウムは身体機能にとって不可欠な存在であり、食事による摂取が不足すると骨から溶け出し血液に供給される（**骨吸収**）。骨の機能は身体の支持、臓器の保護、筋の付着部位（運動の支点、作用点）、無機質の貯蔵などがある。

- **骨膜**：骨の表面をおおう結合組織性の膜構造で、骨を保護するとともに筋の付着部（シャーピー線維）となる。

- **緻密質**：緻密質は骨の硬さの主体であり、**骨単位**（**オステオン**）の集合体である。骨単位は**ハバース管**を中心にカルシウムの沈着した骨層板が同心円状に取り巻くバームクーヘンのような構造をしている。内部には**骨細胞**、**骨芽細胞**、**破骨細胞**が存在する。骨細胞はコラーゲンのネットをつくり、その内部に骨層板を形成する。骨芽細胞は**カルシトニン**などの刺激により骨層板にカルシウムを沈着させ、破骨細胞は**パラソルモン**などの刺激により骨層板からカルシウムを溶出させる。ハバース管内は血管が通過する。

- **海綿質**：海綿質は円柱状の**骨梁**（**骨小柱**）が蜂巣構造を形成しており、骨の重量の軽減と骨にかかる荷重の分散に作用する。

- **髄腔**：長骨の中心にある空洞で、内部に**骨髄**が存在する。骨髄は造血組織であり、造血幹細胞が存在する。造血が盛んな骨髄を**赤色骨髄**といい、休止しているものを**黄色骨髄**という。成人で赤色骨髄の存在する骨は胸骨、椎骨、肋骨、腸骨および長骨の骨端である。

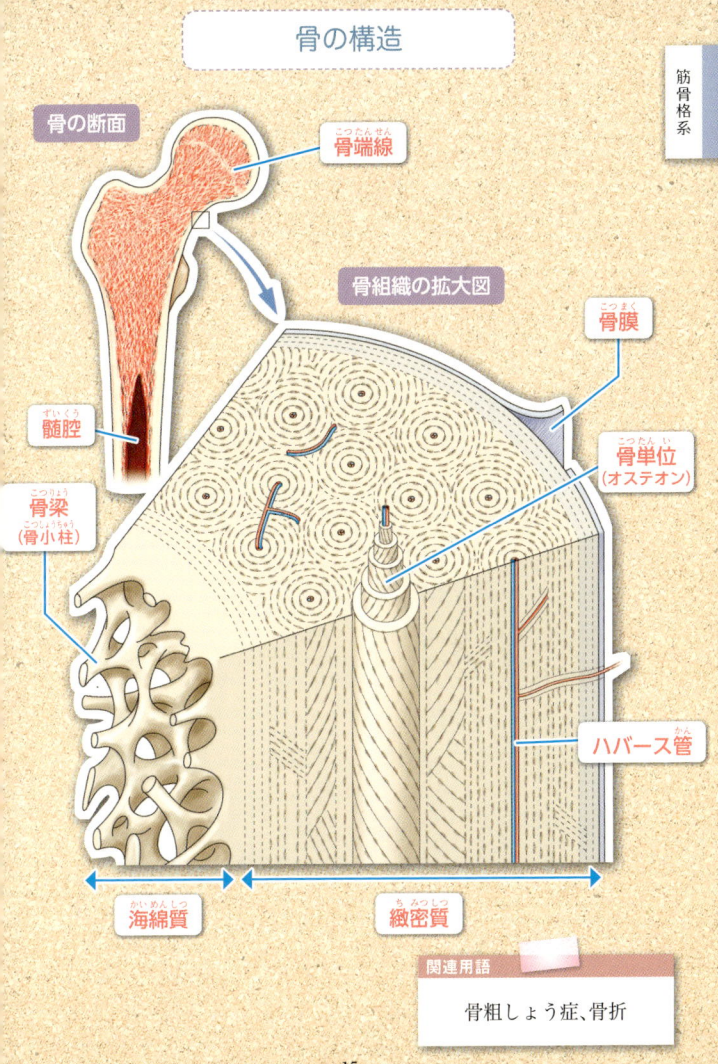

関節

かんせつ
【joint】

関節は骨と骨との連結部分のことで、その形状や機能によって**不動関節**、**半関節**、**自由可動関節**に区分される。不動関節は連結部分に運動性がなく、固定や補強を行う関節で、頭蓋の**縫合**がその例である。半関節はやや運動性のある関節で、脊柱の**椎間関節**などがその例である。自由可動関節は運動性の大きな関節で、相対する骨の表面は関節軟骨でおおわれる。四肢の多くの関節はこれに属する。自由可動関節では、その運動性を補助するために滑膜や靭帯が存在し、関節円板を有するものも存在する。

- **縫合**：頭蓋にみられる骨の連結で、冠状縫合、矢状縫合、鱗状縫合、ラムダ縫合などが存在する。

- **関節軟骨**：関節で対峙する骨の表面をおおう軟骨で、運動摩擦による骨の損傷を防止する。加齢による軟骨の減少は運動障害や関節痛の原因となる。

- **関節包**：関節を構成する骨をおおう袋状の構造。

- **滑膜**：関節腔の内面をおおう膜で**滑液**を分泌し、関節の運動性を高める。また、一部の関節では**滑膜ヒダ**が存在し、摩擦による損傷を防止する。

- **靭帯**：関節包の外面をおおう密性結合組織の膜で、関節の固定、保護を行う。膝関節では関節内靭帯（十字靭帯）が存在し、骨の連結を安定させ円滑な歩行運動を可能としている。

- **関節円板**：軟骨でできた円板状の構造で、顎関節、胸鎖関節や橈骨手根間関節などに存在する。また、膝関節にみられる関節半月も関節円板の1つである。

- **種子骨**：関節周囲にある小さな骨で、関節運動による筋の損傷を軽減する。

- **滑液包**：骨と筋の間にある袋状の構造で、摩擦による筋、腱の損傷を防ぐ。

膝関節の構造

筋骨格系

- 種子骨（しゅしこつ）
- 関節軟骨（かんせつなんこつ）
- 関節内靭帯（かんせつないじんたい）（十字靭帯）
- 滑液包（かつえきほう）
- 靭帯（じんたい）
- 関節腔（かんせつくう）
- 関節半月（かんせつはんげつ）
- 線維膜（せんいまく）
- 関節包（かんせつほう）
- 滑膜（かつまく）

関連用語

関節リウマチ、半月板損傷

頭蓋

とうがい
【cranial bone】

頭蓋骨は15種23個の骨で構成され、**脳頭蓋**（6種8個）と**顔面頭蓋**（9種15個）に大別される。脳頭蓋は頭蓋の上部にあり、さらに脳をヘルメット状におおう**頭蓋冠**と脳を支える**頭蓋底**に区分され、頭蓋腔と眼窩の一部を構成する。顔面頭蓋は、眼窩の一部、鼻腔、口腔などを構成する。なお、新生児の頭蓋は発育途上のため結合が不完全な部分があり、これを**泉門**という。泉門が完全に閉鎖されるのは2歳前後である。

● **脳頭蓋**：**前頭骨**、**頭頂骨**、**側頭骨**、**後頭骨**、**蝶形骨**、**篩骨**で構成される。多くの骨は扁平骨で、一部は内部に空洞のある含気骨となっている。脳頭蓋を構成する各骨は**縫合**（**冠状縫合**、**矢状縫合**、**鱗状縫合**、**ラムダ縫合**）によって結合している。

● **顔面頭蓋**：**上顎骨**、**頬骨**、**涙骨**、**鼻骨**、**口蓋骨**、**下鼻甲介**、**鋤骨**、**下顎骨**、**舌骨**で構成される。舌骨は他の頭蓋とは関節せず、独立して甲状軟骨上部に存在する。

● **眼窩**：顔面にある左右1対の腔所で眼球を収める。前頭骨、頬骨、上顎骨、蝶形骨、篩骨、涙骨、口蓋骨で構成される。眼窩の後端には視神経管、**上眼窩裂**、**下眼窩裂**がある。眼窩自体の形状は円錐形をしており、眼球を収めた後の空洞は**眼球脂肪体**で満たされる。

● **鼻腔**：顔面の中央にある腔所で、篩骨、鋤骨、**下鼻甲介**、**上顎骨**、**鼻骨**で構成される。内部は**鼻中隔**で2分される。鼻腔周囲の一部の骨には空洞があり、鼻腔と連絡する。

● **泉門**：新生児の頭蓋にみられる構造で、化骨が不完全な結合組織の膜でできている。このため脈を触知できる。**大泉門**、**小泉門**、**側頭泉門**に区分される。大泉門が完全に閉鎖されるのは生後約2年である。

頭蓋骨の外観

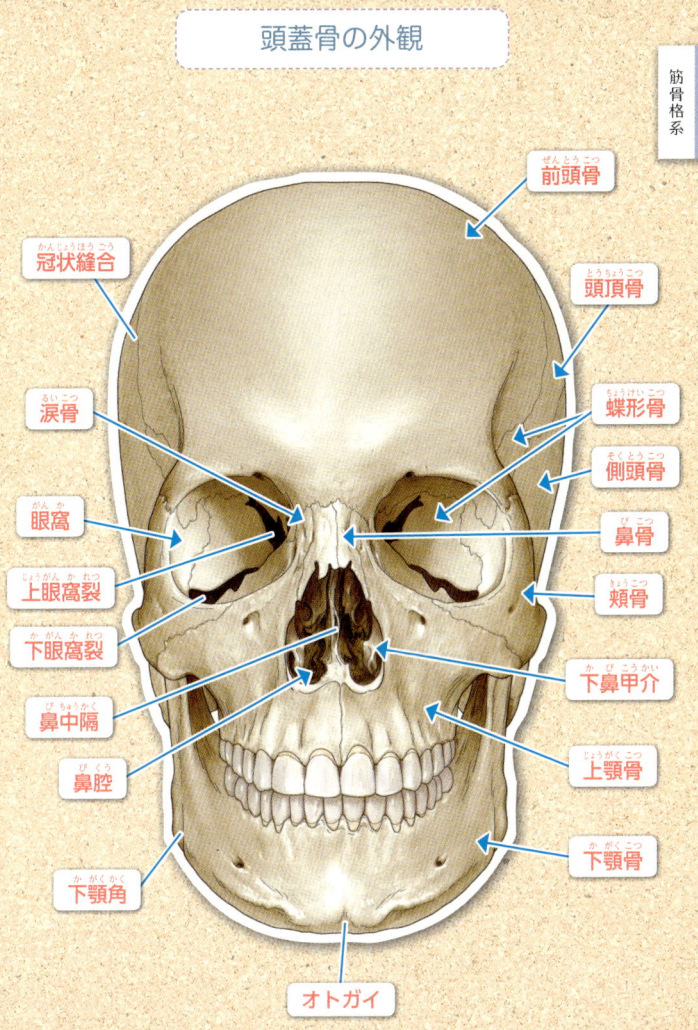

頭蓋底

とうがいてい
【basis cranii】

頭蓋底には脳と接する内頭蓋底と多数の筋が付着する外頭蓋底があり、内頭蓋底はさらに**前頭蓋窩**、**中頭蓋窩**、**後頭蓋窩**に区分される。前頭蓋窩は前頭葉の底と接し、眼窩の天井となる。中央には突起状の**鶏冠**があり、その両翼に嗅神経の枝が通る**篩板**がある。中頭蓋腔は側頭葉や脳幹部を受ける部分で、中央に**トルコ鞍**があり、下垂体が収納される。また、中頭蓋窩には**視神経管**、**上眼窩裂**、**正円孔**、**卵円孔**、**破裂孔**、**棘孔**などがみられる。後頭蓋窩は小脳を収める部分で、ほぼ中央に**大後頭孔**が存在する。外頭蓋底には翼状突起、乳様突起、茎状突起などの多数の突起があり、筋が付着する。

- **視神経管**：中頭蓋窩の最前部にあり、視神経と眼動脈が通る。
- **上眼窩裂**：中頭蓋窩と眼窩を連絡する溝で、三叉神経第1枝（眼神経）、動眼神経、外転神経などが通過する。
- **正円孔**：中頭蓋窩と翼口蓋窩を連絡する孔で三叉神経第2枝（上顎神経）が通る。
- **卵円孔**：中頭蓋窩と側頭下窩を連絡する孔で三叉神経第3枝（下顎神経）が通る。
- **棘孔**：卵円孔の外側にある小さな孔で、中硬膜動脈が通る。
- **内耳孔**：後頭蓋窩の錐体側面にある孔で、顔面神経と内耳神経が通る。
- **頸静脈孔**：後頭蓋窩にあり、硬膜静脈洞が内頸静脈に連絡する部分で、**舌咽神経、迷走神経、副神経**もこの孔を通過する。
- **大後頭孔**：後頭蓋窩の中央にある大きな孔で、脊髄と椎骨動脈を通す。
- **錐体**：中頭蓋窩と後頭蓋窩を境界する構造で、内部に内耳に属する蝸牛、（三）半規管、前庭などが存在する。

頭蓋内部（下半分）の構造

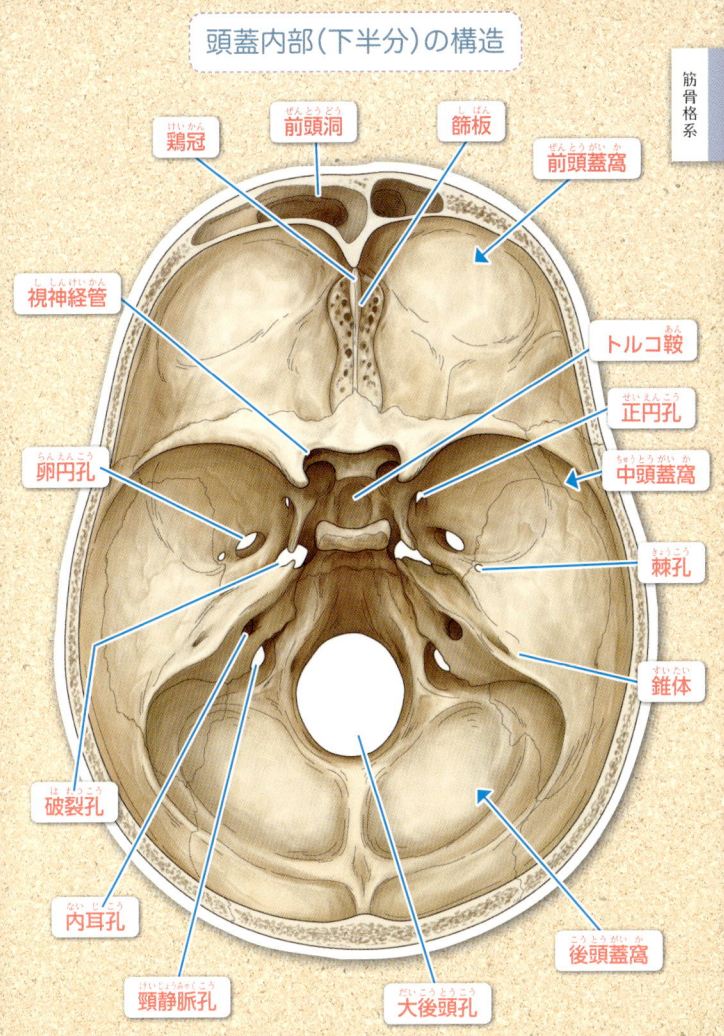

脊柱

せきちゅう
【vertebra】

体幹の中央を貫く柱状の骨構造で、椎骨の積み重ねで構成される。具体的には7個の**頸椎**、12個の**胸椎**、5個の**腰椎**、1個の**仙骨**、2〜3個の**尾椎**となる。各椎骨は椎体同士の間に軟骨性の**椎間板**を介して連結し、また、椎孔同士も上下に連なりトンネル状の**脊柱管**を形成する。この脊柱管内には**脊髄**が収められる。さらに脊柱管の両側には**椎間孔**が存在し、ここから**脊髄神経**が出て末梢へと分布する。脊柱を横からみると4か所に生理的弯曲が存在し、身体のバランス調節に機能している。

- **椎骨**：脊柱を構成する短骨。基本構造は**椎体**、**椎弓**、**横突起**、**棘突起**で構成され、中央に**椎孔**が存在する。側面には**椎間孔**を形成する上椎切痕、下椎切痕が存在する。

- **頸椎**：首を構成する7個の椎骨で、第1頸椎は**環椎**、第2頸椎は**軸椎**と呼ばれる。また、第7頸椎は**隆椎**と呼ばれる。頸椎の横突起には**椎骨動脈**を通す**横突孔**が存在する。棘突起、横突起ともに先端が2尖に分かれる。

- **胸椎**：胸部にある12個の椎骨で、胸郭の構成要素でもある。椎体の側面と横突起には肋骨が関節する肋骨窩が存在する。

- **腰椎**：腰部にある5個の椎骨で、他の椎骨と比較して椎体が厚く、**肋骨突起**、**乳頭突起**などが存在する。

- **仙骨**：5個の仙椎が融合して形成される。前面に4個の前仙骨孔、後面に後仙骨孔が存在する。前面上部の先端を**岬角**といい、骨盤計測の指標となる。側面には寛骨と関節する耳状面が存在する。寛骨とともに骨盤を形成する。

- **尾骨**：3〜5個の尾椎が融合して形成される。

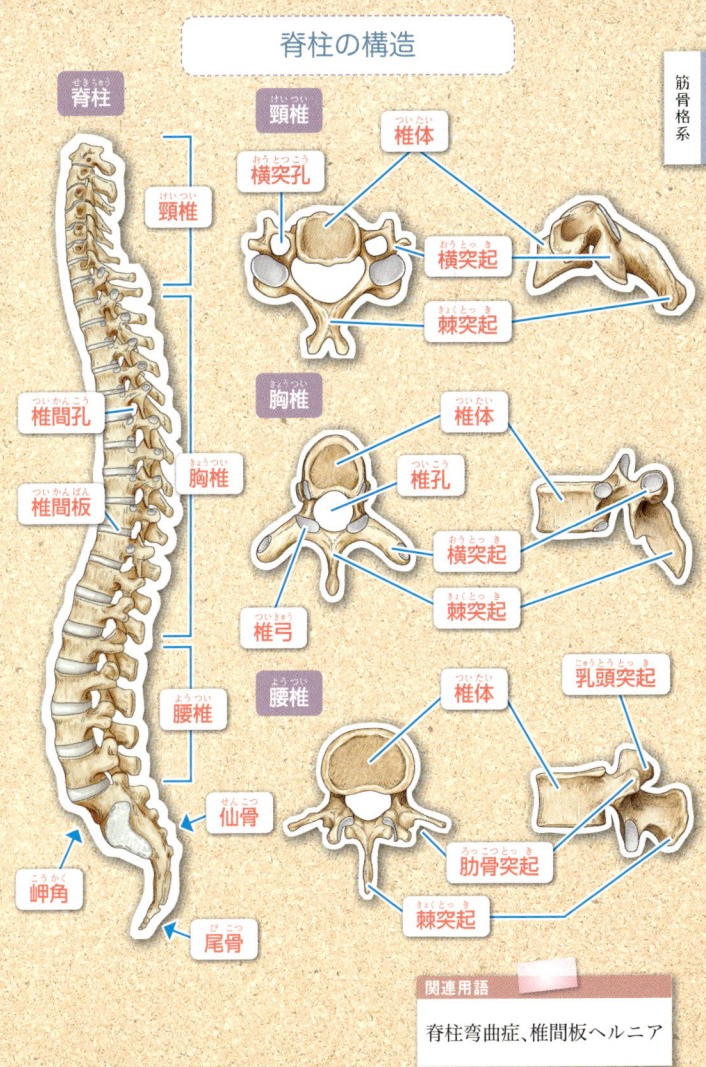

胸郭

きょうかく
【thorax】

胸部にあるドーム形の構造で、**胸椎**（12個）、**肋骨**（12対）、**胸骨**で構成される。胸壁を裏打ちする構造であり、**胸腔**の外側をおおう。胸郭の上端は**胸郭上口**といい、下端は**胸郭下口**という。胸郭の内部には心臓、肺、気管、気管支、食道、胸大動脈などの器官が存在する。胸郭は胸部臓器を保護する。また、胸郭は肋間に分布する外肋間筋の作用により前上方に拡大し、内肋間筋の作用により縮小して元の位置にもどる。この拡大・縮小は胸腔内圧を変化させ、呼吸に深く関わっている。

○**胸骨**：前胸部の中央に位置する骨で、**胸骨柄**、**胸骨体**、**剣状突起**で構成される。**胸骨柄**は胸骨の上端にあり、鎖骨と第1肋骨が関節する。鎖骨との間には関節円板を有する胸鎖関節が形成される。**胸骨体**には第2～第7肋骨の肋軟骨が結合する。**剣状突起**は胸骨の下端にあり、胸部と腹部の境界となる。この部分は**CPR**の指標として用いられる。

○**肋骨**：12対の肋骨が存在する。肋骨はアーチ形の形状をしており胸椎から弧を描いて前面へ向かい、**肋軟骨**を介して**胸骨**へ結合する。上位7肋骨は自前の肋軟骨で結合するため**真肋**と呼ばれる。8～10肋骨は第7肋軟骨に融合するので**仮肋**、下位2肋骨は胸骨に結合しないので**浮遊肋**と呼ばれる。肋骨の下縁には**肋骨溝**があり、肋間神経、肋間動脈、肋間静脈が存在する。

> **NOTE**
> 肋間筋の運動が主体となり起こる胸郭の拡大・縮小は**胸式呼吸**と呼ばれ、女性や睡眠中の呼吸である。これに対して、横隔膜の収縮・弛緩が主体となる呼吸は**腹式呼吸**と呼ばれる。

胸郭の構造

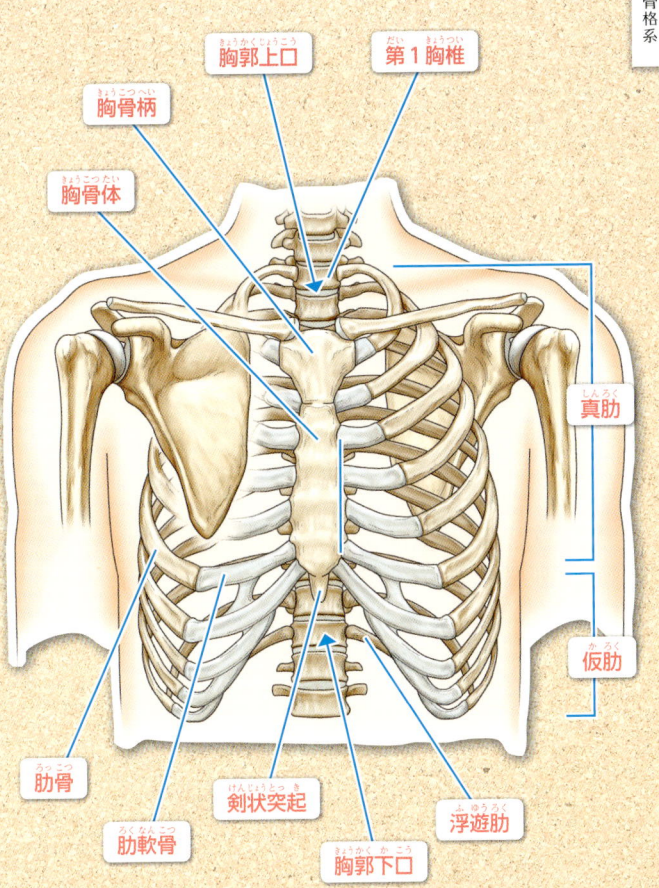

骨 盤

こつばん
【pelvis】

左右の寛骨、仙骨および尾骨で構成される立体構造で、前方で左右の恥骨が結合（恥骨結合）し、後方で寛骨と仙骨が結合する（仙腸関節）。骨盤は大骨盤と小骨盤に区分され、その境界を分界線という。大骨盤は腹腔下部の臓器を、小骨盤は骨盤内臓（膀胱、直腸、生殖器）を収める。骨盤の外側面（寛骨）には寛骨臼があり大腿骨が関節し、下肢を支える構造ともなる。女性骨盤は子宮を収め、妊娠、出産に関わるため、男性と比較して構造的に違いが生じる（性差）。産科では出産に備えて骨盤計測が行われることがある。

- **性差**：女性骨盤は男性骨盤と比較すると、いくつかの違いが認められる。骨盤の横径が男性よりも長く、骨盤上口も大きい。

- **真結合線**：骨盤計測の1つ。解剖学的真結合線と産科学的真結合線が存在する。解剖学的真結合線は仙骨の岬角と恥骨結合上縁との距離で、日本女性の平均は約11cm。9cmを切ると狭骨盤となり帝王切開の対象となる。

- **外結合線**：骨盤計測の1つ。第5腰椎棘突起と恥骨結合前縁との距離で、体表から実測可能な線である。日本人女性の平均的長さは約20cmである。

- **恥骨下角**：恥骨結合の後部にあり、左右の恥骨下枝がなす角度。男性は狭く、90°以下であるが、女性は広く100°以上である。

- **棘間線**：左右の寛骨の上前腸骨棘を結ぶ線で、日本人女性の平均値は約23cmである。

> **NOTE**
> 女性の骨盤は横幅が広いので、男性に比べて大腿骨が外側に突出する。このため女性にはX脚が多くみられる。

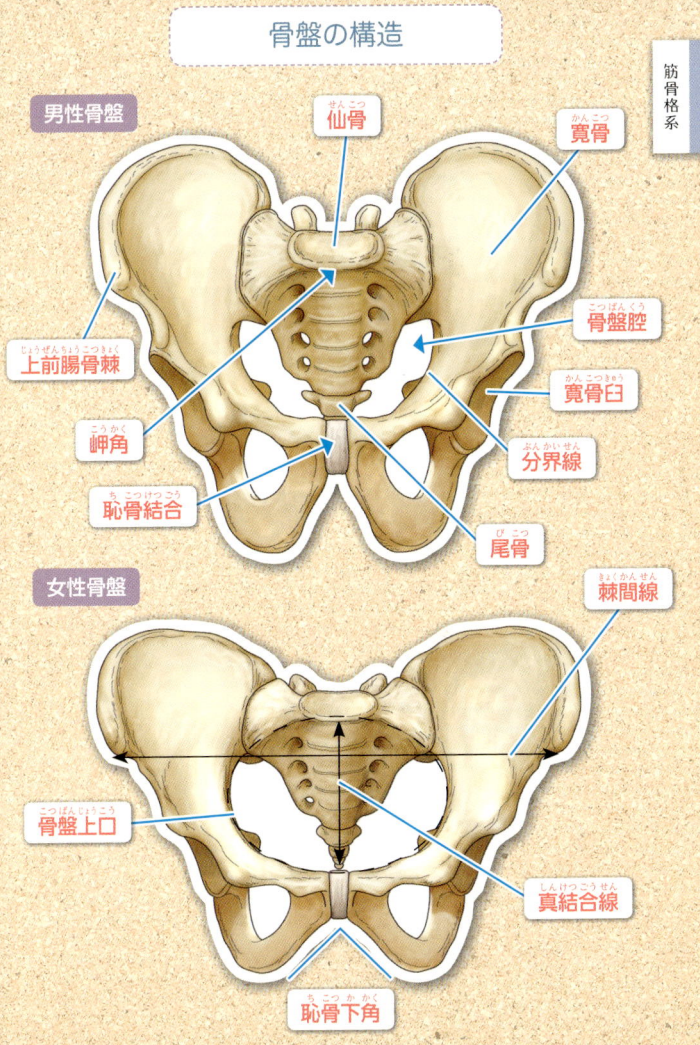

上肢骨

じょうししこつ
【upper rib bone】

上肢骨は**上肢帯**と**自由上肢骨**に区分される。**上肢帯**は肩甲骨と鎖骨で構成され、**自由上肢骨**は上腕骨、前腕骨（橈骨、尺骨）、手根骨および手の骨で構成される。なお、上肢帯骨と上腕骨の間には肩関節、上腕骨と前腕骨の間には肘関節、前腕骨と手根骨の間には手根関節、手には中手手根関節、中手指関節、指関節が形成される。

- **肩甲骨**：背部にある扁平な骨で、背面に肩甲棘がある。その先端は肩峰と呼ばれ生体観察の指標となる。上腕骨との間に肩関節が形成される。この関節は球関節に属し、最も動きの大きい関節である。

- **上腕骨**：上腕にある骨で上端において肩関節、下端において肘関節を形成する。肘関節は複合関節で腕橈関節、腕尺関節、橈尺関節で構成される。また、上腕骨頭の外側には大結節があって上腕回旋筋群が付着し肩関節を保定する。　→P44

- **橈骨**：前腕の母指側（外側）にある骨で、上端は肘関節（腕橈関節、橈尺関節）を形成する。

- **尺骨**：前腕の小指側（内側）にある骨で、上端は肘頭と呼ばれ肘関節を形成する。

- **手根骨**：手首にある8個の小さな骨で、舟状骨、月状骨、三角骨、豆状骨、大菱形骨、小菱形骨、有頭骨、有鈎骨に区分される。**手根管**の形成に関与する。

- **手の骨**：中手骨と指骨（基節骨、中節骨、末節骨）で構成される。母指の指骨は基節骨と末節骨の2個である。それぞれの間に関節があり、MP関節（中手指間関節）、PIP関節（近位指節間関節）、DIP関節（遠位指節間関節）という。

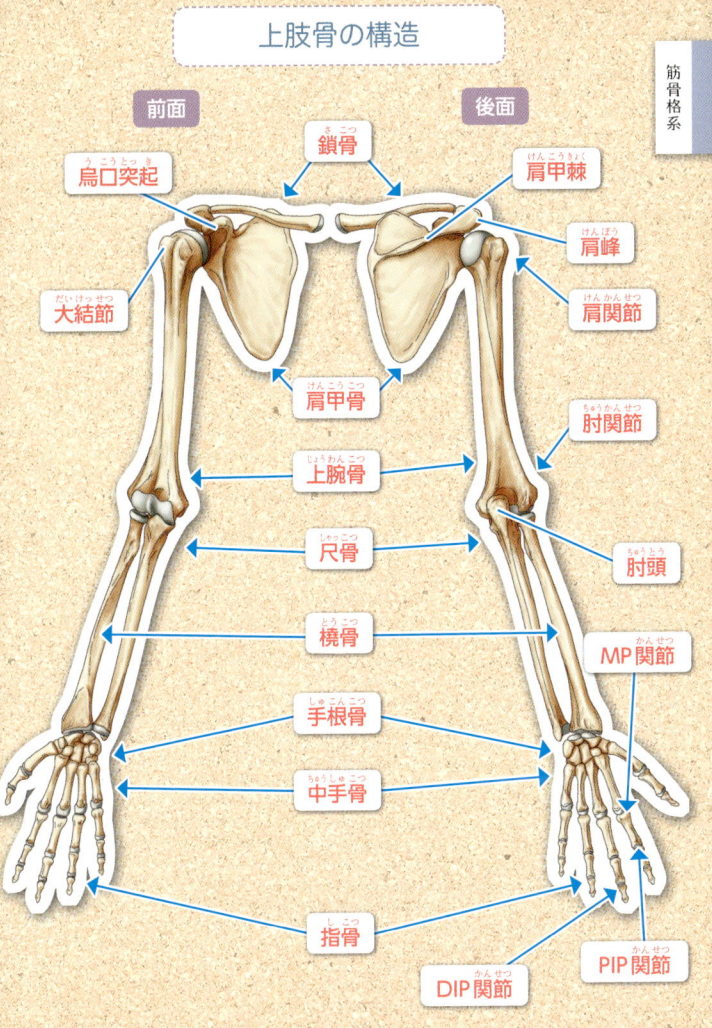

下肢骨

かしこつ
【lower limb bone】

下肢骨は**下肢帯**と**自由下肢骨**に区分される。**下肢帯**を構成するのは寛骨である。**自由下肢骨**は大腿骨、膝蓋骨、脛骨、腓骨、足根骨、趾骨で構成される。大腿骨は寛骨との間に股関節、脛骨との間に膝関節を構成する。また、脛骨は下端において距骨と足関節を構成する。足根骨では距腿関節、横足根関節（**ショパール関節**）、足根中足関節（**リスフラン関節**）などが形成される。また、足根骨と趾骨により足弓が形成される。

○**寛骨**：寛骨は**腸骨**、**恥骨**、**坐骨**が骨結合により形成される骨で、いわゆる腰骨である。また、骨盤を形成する骨でもある。瓢箪をねじったような形をしており、前部において恥骨同士、後部において仙骨と関節する。また、外側面には寛骨臼があり、大腿骨が関節して股関節を形成する。

○**大腿骨**：大腿にある最も長い骨で頭、頸、体に区分される。大腿骨頭は寛骨と股関節を形成する。頸部は骨折の頻度の高い部分である。下端は脛骨と膝関節を形成するが、関節面には膝蓋骨が存在する。大腿骨で横に最もはりでた部分を大転子という。

○**脛骨**：下腿内側にある骨で、上端において大腿骨と膝関節、下端において距骨と距腿関節を形成する。下端には内果（うちくるぶし）が存在する。

○**腓骨**：下腿外側にある細長い骨で、下端は外果（そとくるぶし）となる。

○**足根骨**：足首にある骨群で、踵骨、距骨、立方骨、月状骨、第1から第3楔状骨で構成される。

○**足弓**：縦足弓と横足弓に区分される。歩行や跳躍における地面からの反発衝撃を緩和する。

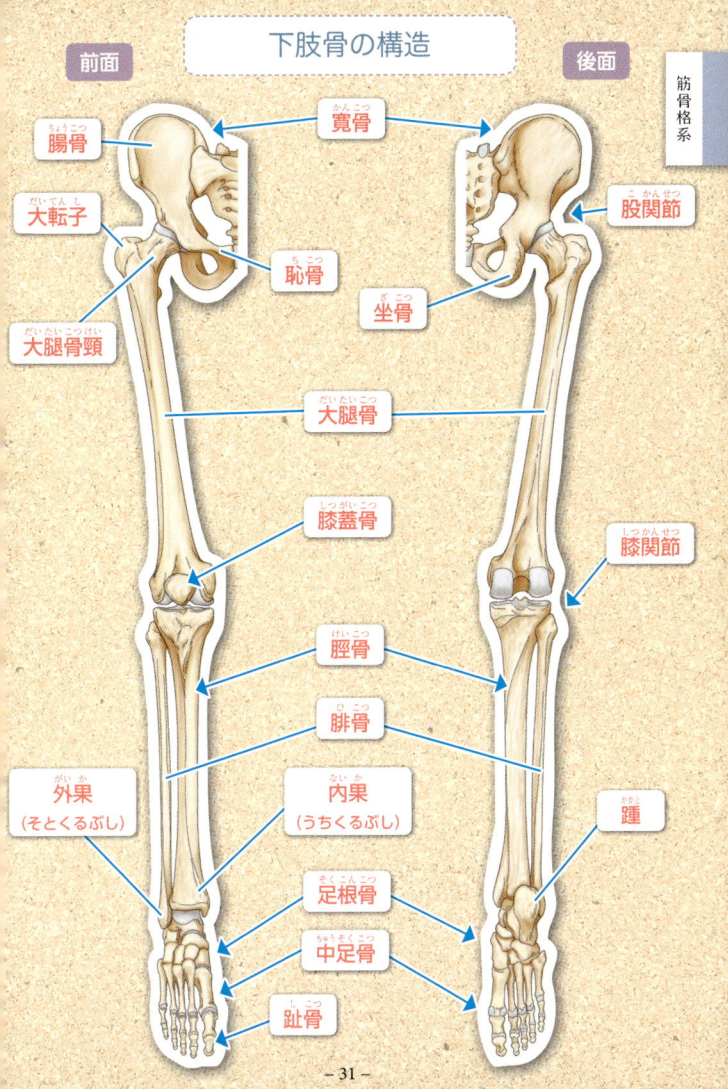

頭部の筋（表情筋）

とうぶのきん（ひょうじょうきん）
【cephalic muscles (mimic muscles)】

頭部の筋は頭蓋骨に分布する筋で、**表情筋**と**咀嚼筋**に大別される。
➡P18　　　　　　　　　　　　　　　　　　　　　　　➡P34
表情筋は頭蓋の浅層に分布する皮筋で、大小約20種類あり、表
情運動を行う。その運動支配はすべて顔面神経である。**咀嚼筋**は
　　　　　　　　　　　　　　　　➡P152
側頭部のやや深部にあり、下顎骨に付着する。側頭筋、咬筋、外
　　　　　　　　　　　➡P19　　　　　　　　　➡P35　➡P35
側および内側翼突筋で構成される。いずれも三叉神経第3枝（下顎
　　　　➡P35
神経）によって支配を受ける。
➡P150

- **前頭筋**：額部を縦に走る筋で、額に横じわをつくる。
- **皺眉筋**：眉間にあり、眉をひきよせ眉間にしわをつくる。
- **眼輪筋**：眼の周囲を輪状に取り巻く筋で、眼瞼を閉じる
  ➡P164
- **鼻根筋**：鼻背上部にあり、鼻根に横しわをよせる
- **鼻筋**：鼻背から鼻翼にかけて分布し、鼻孔を広げる
- **上唇鼻翼挙筋**：上唇上部にあり、上唇を引き上げる。
- **口角挙筋**：口元（口角）を軽く引き上げる。
- **大頬骨筋**：口角の外側にあり、口角を外上方へ引く。
- **小頬骨筋**：大頬骨筋とともに口角の外側にあり、口角を外上方へ引く。
- **笑筋**：口角の外側にあり、口角を外方へ引き笑みをつくる。
- **頬筋**：頬部のやや深層にあり、頬をくぼませる。
- **口輪筋**：口の周囲を輪状に取り巻く筋で口裂を閉じる。さらに収縮すると口先が突出する。
- **口角下制筋**：口角の外側にあり、口角を外下方へ引く。
- **下唇下制筋**：下唇の下部にあり、下唇を下方へ引く。
- **オトガイ筋**：オトガイ部にあり、オトガイの皮膚を下方へ引く。

表情筋の分布

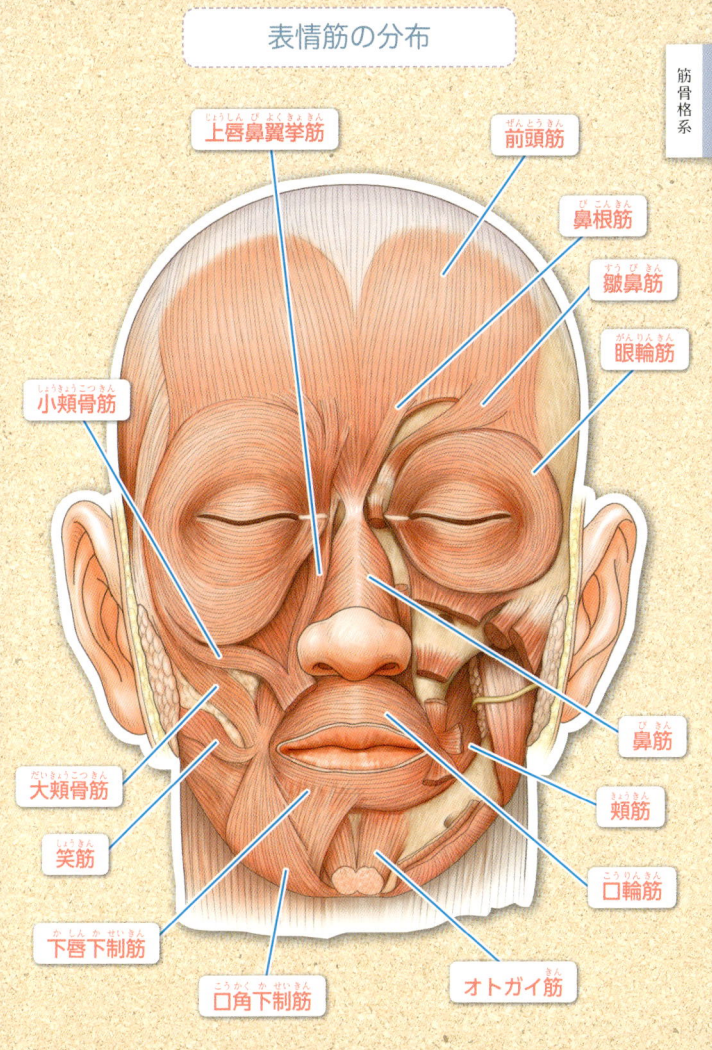

頭部の筋（咀嚼筋）

とうぶのきん（そしゃくきん）
【cephalic muscles (masticatory muscles)】

頭部の深層には幾つかの筋群が分布する。側頭部には下顎骨に付着する**咀嚼筋群**が存在する。これらの筋は咀嚼運動および閉口運動に関与する。口腔上部後端には**口蓋筋群**が存在する。これらの筋は軟口蓋に分布し、嚥下運動に作用する。また、口腔下部にある舌には**舌筋群**が存在する。これらの筋は外舌筋と内舌筋に大別されるが、いずれも舌の運動に作用する。

○ **咀嚼筋**：咀嚼筋には**側頭筋、咬筋、外側翼突筋、内側翼突筋**が存在する。側頭筋は側頭窩を埋める扇形の強靭な筋で、下顎を強く引き上げる。咬筋は下顎骨の側面にあり、歯を喰いしばるときに作用する。翼突筋は顎を左右にスイングする。これらの筋の動きは三叉神経第三枝である**下顎神経**によって支配される。

○ **口蓋筋**：口蓋筋は軟口蓋に分布する筋で、**口蓋帆張筋、口蓋帆挙筋、口蓋垂筋**がある。嚥下の時に軟口蓋を引き上げ、後鼻孔を塞ぐ。これらの筋は迷走神経によって支配される。

○ **舌筋**：舌筋は**外舌筋**と**内舌筋**に区分される。外舌筋は舌と他の構造との間に存在する筋でオトガイ舌筋、茎突舌筋、舌骨舌筋、口蓋舌筋が存在する。内舌筋として縦舌筋、横舌筋、垂直舌筋がある。いずれも**舌下神経**によって支配される。これらの筋は舌の運動および構音に作用する。

○ **耳介筋**：耳介周囲に分布する筋で耳介の運動に関わるが、人間では退化的な場合が多い。

咀嚼筋の分布

浅層

- 側頭筋
- 頬骨弓（きょうこつきゅう）
- 乳様突起（にゅうようとっき）
- 咬筋（こうきん）

深層

- 外耳孔（がいじこう）
- 側頭窩（そくとうか）
- 外側翼突筋（がいそくよくとつきん）
- 関節突起（かんせつとっき）
- 内側翼突筋（ないそくよくとつきん）
- 茎状突起（けいじょうとっき）

筋骨格系

頸部の筋

けいぶのきん
【muscles of neck】

頸部にある筋は、頸部の骨に分布する筋群と、頸部に存在する器官内に分布する筋群とに分けることができる。頸部の骨に分布する筋は**胸鎖乳突筋**、**斜角筋群**、**舌骨筋群**、**椎前筋群**に区分され、頸部の運動に関与する。頸部の器官に分布する筋は**咽頭筋群**、**喉頭筋群**に区分され、それぞれの器官の運動に関与する。
➡P76　　　　　　　　　　　　　　　　　　　　　　　　　➡P74

- **胸鎖乳突筋**：前胸部の上端から側頭部へ向けて斜めに走行する筋で、体表からその形状を確認することができる。この筋は、頸部の前屈、側屈、回旋運動に作用し、脳神経に属する副神経に支配される。
➡P154

- **斜角筋群**：上部肋骨から頸椎に向けて斜めに走行する筋群で、**前斜角筋**、**中斜角筋**、**後斜角筋**に区分される。頸部の前屈、側屈、回旋に作用するが、頸部が固定されると肋骨を拳上する（呼吸補助）。
➡P07　➡P06
➡P24

- **舌骨筋群**：**舌骨上筋**と**舌骨下筋**に区分される。舌骨上筋は**舌骨**と頭蓋骨の間にある筋（**顎二腹筋**、**顎舌骨筋**、**茎突舌骨筋**、**オトガイ舌骨筋**）で、**嚥下運動**、**開口運動**に機能する。舌骨下筋は舌骨とその下部にある構造の間にある筋（**肩甲舌骨筋**、**胸骨舌骨筋**、**胸骨甲状筋**、**甲状舌骨筋**）で、舌骨を下制する。胸骨甲状筋、甲状舌骨筋は甲状軟骨を上下し、声の音程を変化させる。
➡P18
➡P76

- **咽頭筋群**：**咽頭挙筋**と**咽頭収縮筋**に区分される。咽頭挙筋（茎突咽頭筋、耳管咽頭筋、口蓋咽頭筋）は咽頭の拳上、咽頭収縮筋（上、中、下）は咽頭の収縮に機能する。
➡P74

- **喉頭筋群**：喉頭に分布する小さな筋群（**輪状甲状筋**など）で、**声帯ヒダの開閉運動に機能する発声筋**である。
➡P76

頸部の筋の分布

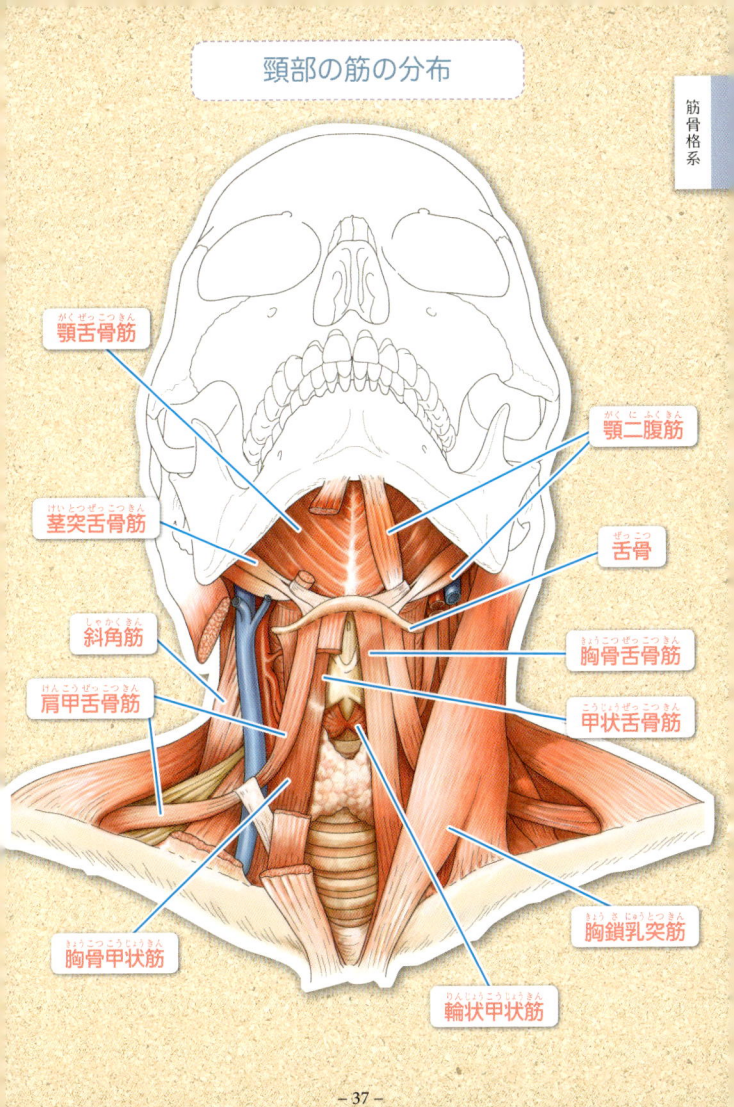

- 顎舌骨筋（がくぜっこつきん）
- 顎二腹筋（がくにふくきん）
- 茎突舌骨筋（けいとつぜっこつきん）
- 舌骨（ぜっこつ）
- 斜角筋（しゃかくきん）
- 胸骨舌骨筋（きょうこつぜっこつきん）
- 肩甲舌骨筋（けんこうぜっこつきん）
- 甲状舌骨筋（こうじょうぜっこつきん）
- 胸骨甲状筋（きょうこつこうじょうきん）
- 胸鎖乳突筋（きょうさにゅうとつきん）
- 輪状甲状筋（りんじょうこうじょうきん）

筋骨格系

体幹の筋

たいかんのきん
【muscles of trunk】

体幹の筋は胸部の筋と腹部の筋で構成される。胸部の筋はさらに**浅胸筋**と**深胸筋**に区分される。浅胸筋（**大胸筋**、**小胸筋**、**前鋸筋**）は主に上肢帯の運動に作用する。深胸筋は胸郭の運動（呼吸運動）に作用する呼吸筋である。腹部の筋は前腹筋（**腹直筋**、**錐体筋**）と側腹筋（**外腹斜筋**、**内腹斜筋**、**腹横筋**）、後腹筋（**腰方形筋**）に区分され、腹部の運動に関わるとともに腹部の保護や腹圧をかけて排尿、排便にも関わっている。

- **大胸筋**：胸部前面表層にある扇型の筋で、胸部（鎖骨、胸骨、肋骨）から始まり上腕骨に停止する。上肢の内転や拳上に作用する。

- **小胸筋**：大胸筋の下層にあり肩の屈曲に作用する。また、停止が固定されると肋骨を拳上する（呼吸補助）。

- **肋間筋**：肋骨間に分布する筋で、**外肋間筋**と**内肋間筋**に区分される。外肋間筋は胸郭を拡大する**吸気筋**であり、内肋間筋は胸郭を縮小する**呼気筋**である。

- **腹直筋**：腹部前面を肋骨から恥骨に向けて縦に走る筋で、強靭な**腹直筋鞘**におおわれる。この筋は中間腱（腱画）があり、鍛えると段状となる。腹部の前屈や保護に作用する。

- **腹斜筋**：側腹部に分布する筋で、表層から**外腹斜筋**、**内腹斜筋**、**腹横筋**の3種類が存在する。これらの筋は腹圧をかけるとともに腹部の側屈、回旋に作用する。

- **鼡径管**：腹筋群の下端、**鼡径靭帯**の直下に存在する管状構造で、腹腔と体表を連絡する。この管の出口には**浅鼡径輪**が存在し、男性では**精索**、女性では**子宮円索**が通る。男性ではヘルニアの好発部位である。

体幹の筋の分布

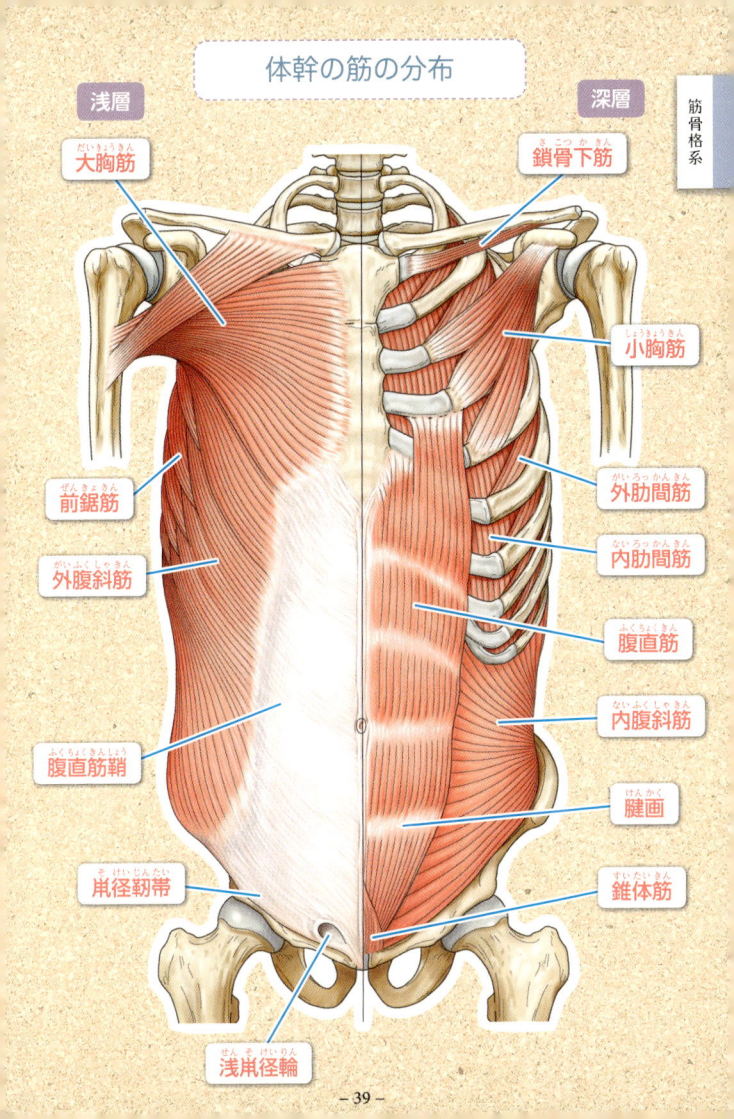

浅層 / **深層** — 筋骨格系

- 大胸筋（だいきょうきん）
- 鎖骨下筋（さこつかきん）
- 小胸筋（しょうきょうきん）
- 前鋸筋（ぜんきょきん）
- 外肋間筋（がいろっかんきん）
- 内肋間筋（ないろっかんきん）
- 外腹斜筋（がいふくしゃきん）
- 腹直筋（ふくちょくきん）
- 内腹斜筋（ないふくしゃきん）
- 腹直筋鞘（ふくちょくきんしょう）
- 腱画（けんかく）
- 鼠径靭帯（そけいじんたい）
- 錐体筋（すいたいきん）
- 浅鼠径輪（せんそけいりん）

横隔膜

おうかくまく
【diaphragm】

横隔膜は、**胸腔**と**腹腔**を境界するドーム状をした筋性の膜構造。中央は腱状の**腱中心**で、周囲は骨格筋で構成され腹壁に固定される。胸部から腹部へ連続する器官はこの膜を貫通することになり、**食道裂孔**、**大動脈裂孔**、**大静脈孔**の3つの孔が存在する。食道裂孔と大動脈裂孔は、横隔膜を固定する脚の間隙に形成される。横隔膜の筋が収縮すると膜自体が下方へ移動し、胸腔の占める容積が拡大し、内部が陰圧となる。これにより肺に空気が侵入するため**吸気筋**として作用する。横隔膜が弛緩すると膜が上昇し、胸腔内部は陽圧となり、**呼気筋**として作用する。これを**腹式呼吸**という。横隔膜は横隔神経によって支配される。

- ●**食道裂孔**：横隔膜にある3つの孔の1つ。食道と迷走神経がここを通り腹部へ入る。

- ●**大動脈裂孔**：横隔膜にある3つの孔の1つ。下行大動脈と胸管がここを通り腹部へ入る。

- ●**大静脈孔**：横隔膜にある3つの孔の1つ。下大静脈がこの孔を通り胸腔へ入る。

- ●**外側弓状靭帯**：横隔膜の後面において肋骨に付着する靭帯で、腰方形筋が通る。

- ●**内側弓状靭帯**：横隔膜の後面において腰椎の椎体に付着する靭帯で、大腰筋が通る。

- ●**横隔神経**：頸神経叢の枝（C4）で頸部、胸腔内を下行し、縦隔内を通り横隔膜に達する。

横隔膜の分布

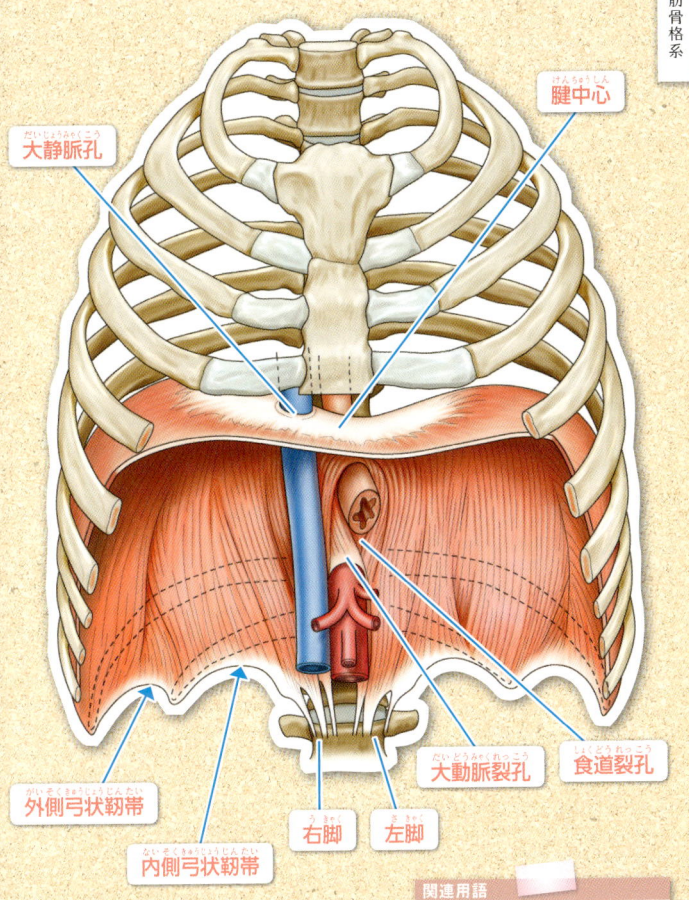

筋骨格系

- 大静脈孔
- 腱中心
- 大動脈裂孔
- 食道裂孔
- 外側弓状靭帯
- 内側弓状靭帯
- 右脚
- 左脚

関連用語

横隔ヘルニア

背部の筋

はいぶのきん
【dorsal muscle】

背部に分布する筋は、背部の浅層に存在する**浅背筋**と、深層に存在する**深背筋**に大別される。浅背筋は上肢および上肢帯の運動に関わる筋が分布する。深背筋は固有背筋と呼ばれ、脊柱の運動に関わる筋が分布する。固有背筋は**脊柱起立筋**と**短背筋**に大別される。脊柱起立筋はいわゆる背筋であり、短背筋には半棘筋、多裂筋、回旋筋がある。

- **僧帽筋**：背部の上部を広くおおう菱形の筋で、その名称は形状が「僧帽」に似ていることから名付けられた。脊柱と肩甲骨の間にあり、肩を引く、あるいは拳上する動作に作用する。「肩こり」の原因筋ともいわれる。
- **広背筋**：背部の下部を広くおおう三角形の筋。脊柱の棘突起および**胸腰筋膜**から上腕骨へ付着する筋で、水泳のクロールのように腕を後へ引く動作に作用する。
- **後鋸筋**：背部の第2層において脊柱と肋骨の間に存在する筋で、上後鋸筋と下後鋸筋に区分される。これの筋は肋骨の拳上・下制を行い胸郭の運動に関わるため、呼吸筋の1つである。
- **菱形筋（大・小）**：いずれも背部の第2層の脊柱と肩甲骨の間にあり、肩の拳上に関わる。
- **肩甲拳筋**：僧帽筋の下層で頸椎と肩甲骨上縁との間にあり、肩甲骨を拳上する。停止が固定されると頸部を側屈する。
- **脊柱起立筋**：脊柱の両側を縦に走行する細長い筋群で、腸肋筋、最長筋、棘筋に区分される。いずれも脊柱の伸展・側屈に作用する。
- **短背筋**：脊柱起立筋の下層にある短い筋群で、椎骨の棘突起と横突起の間に分布する。半棘筋、多裂筋、回旋筋があり、脊柱の伸展、回旋に関わる。

背部の筋の分布

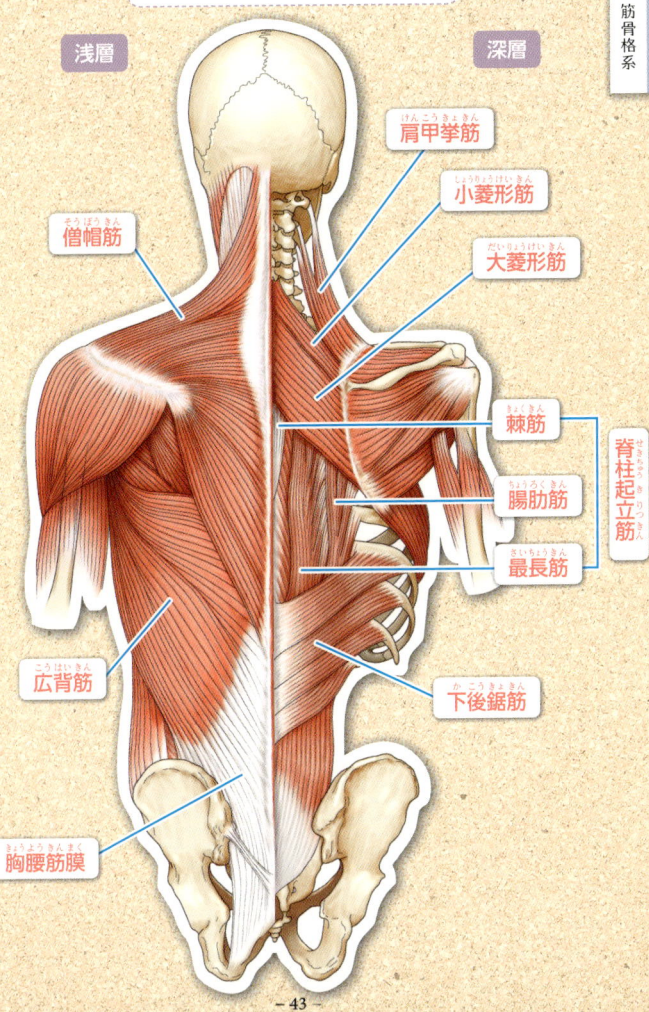

浅層　　　　　深層

筋骨格系

- 肩甲挙筋（けんこうきょきん）
- 小菱形筋（しょうりょうけいきん）
- 僧帽筋（そうぼうきん）
- 大菱形筋（だいりょうけいきん）
- 棘筋（きょくきん）
- 腸肋筋（ちょうろくきん）
- 最長筋（さいちょうきん）
- 脊柱起立筋（せきちゅうきりつきん）
- 広背筋（こうはいきん）
- 下後鋸筋（かこうきょきん）
- 胸腰筋膜（きょうようきんまく）

上肢の筋

じょうしのきん
【muscles of upper limb】

上肢の筋は上肢帯、上腕、前腕、手の筋に大別される。上肢帯の筋には三角筋、上腕回旋筋群などがあり、腋窩神経に支配される。上腕の筋は**上腕屈側筋**と**伸側筋**に区分される。前腕の筋は屈側筋（多くは正中神経支配）、伸側筋（橈骨神経支配）に区分される。手の筋には母指と小指の外転筋、屈筋、対立筋、虫様筋、骨間筋（一部を除き尺骨神経支配）などがある。

- **三角筋**：肩をおおう筋で、肩の外転や屈曲、伸展運動に作用する。
- **上腕回旋筋**：**回旋筋腱板**ともいわれ、棘上筋、棘下筋、小円筋、肩甲下筋で構成される。肩関節の保定や内転、内旋、外旋を行う。
- **上腕二頭筋**：上腕前面にあるいわゆる「力こぶ」をつくる筋で、肘の屈曲運動に作用する。
- **上腕三頭筋**：上腕後面にある筋で、肘の伸展運動などに作用する。
- **指屈筋**：前腕の前面にある筋で、**手根管**を通り指に達し、第2－5指関節の屈曲運動に作用する。**浅指屈筋**と**深指屈筋**がある。
- **円回内筋**：前腕の前面上部にある筋で、前腕の回内に作用する。
- **手根屈筋**：前腕の前面にあり、手根の屈曲運動に作用する。**橈側手根屈筋**と**尺側手根屈筋**がある。
- **総指伸筋**：前腕後面にあり、伸筋支帯を通り指の伸展運動に作用する。
- **肘筋**：肘の背面にある筋で、肘関節を伸展する。
- **手根伸筋**：前腕の後面にあり、手根の伸展に作用する。**長橈側手根伸筋**、**短橈側手根伸筋**、**尺側手根伸筋**がある。

※この他に、手には**母指球筋群**、**小指球筋群**、**骨間筋**などがあり、手指の運動に作用する。

上肢の筋の分布

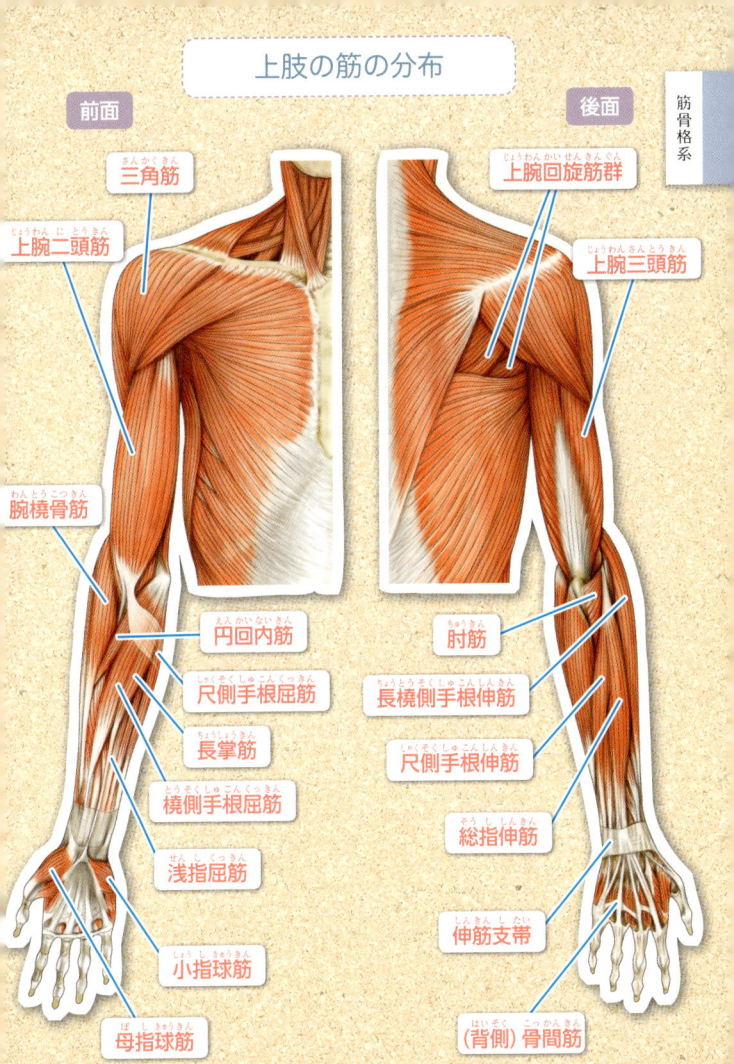

前面

- 三角筋（さんかくきん）
- 上腕二頭筋（じょうわんにとうきん）
- 腕橈骨筋（わんとうこつきん）
- 円回内筋（えんかいないきん）
- 尺側手根屈筋（しゃくそくしゅこんくっきん）
- 長掌筋（ちょうしょうきん）
- 橈側手根屈筋（とうそくしゅこんくっきん）
- 浅指屈筋（せんしくっきん）
- 小指球筋（しょうしきゅうきん）
- 母指球筋（ぼしきゅうきん）

後面

- 上腕回旋筋群（じょうわんかいせんきんぐん）
- 上腕三頭筋（じょうわんさんとうきん）
- 肘筋（ちゅうきん）
- 長橈側手根伸筋（ちょうとうそくしゅこんしんきん）
- 尺側手根伸筋（しゃくそくしゅこんしんきん）
- 総指伸筋（そうししんきん）
- 伸筋支帯（しんきんしたい）
- (背側)骨間筋（はいそくこっかんきん）

筋骨格系

下肢の筋

かしのきん
【muscles of lower limb】

下肢の筋は、下肢帯、大腿、下腿、足の筋に大別される。下肢帯の筋は、さらに骨盤筋と殿部の筋に区分される。骨盤筋には**腸腰筋**があり、殿部には**大殿筋**、**中殿筋**、**小殿筋**といくつかの小さな筋が存在する。大腿の筋は、伸筋群、内転筋群、屈筋群に区分される。下腿の筋も、伸筋群（**前脛骨筋**、長趾伸筋など）と屈筋群に区分される。足には足背筋群と足底筋群がある。

- **腸腰筋**：俗にインナーマッスルと呼ばれる筋で、**腸骨筋**と**大腰筋**に区分される。大腿骨内側に停止し、股関節の屈曲に作用する。 →P31 →P31
- **大殿筋**：殿部をおおう大型の筋で、大腿骨外側に停止する。腸腰筋と拮抗的に作用し、股関節を伸展する。
- **中殿筋**：大殿筋の下層にあり、股関節の外転（開脚）に作用する。
- **大腿筋膜張筋**：大腿の外側にあり、歩行時のバランスを保つ。
- **大腿四頭筋**：大腿前面にある大型の筋で、大腿直筋、内側広筋、外側広筋、中間広筋に区分される。膝関節の伸展に作用する。 →P17
- **縫工筋**：大腿前面を斜めに走行する筋で、胡坐（あぐら）時に機能する。
- **内転筋群**：大腿内面にある筋で、**恥骨筋**、**長内転筋**、**大内転筋**、短内転筋などがある。いずれも大腿を引き付ける運動（内転）に作用する。
- **ハムストリング**：大腿後面に分布する**半腱様筋**、**半膜様筋**、**大腿二頭筋**を合わせたもので、膝関節の屈曲運動に作用する。
- **下腿三頭筋**：**腓腹筋**と**ヒラメ筋**を合わせたもので、その腱は強靭な**アキレス腱**を形成する。これらの筋は足関節の底屈運動に作用する。

※この他に、下肢には**前脛骨筋**、**長腓骨筋**、後脛骨筋、長母趾伸筋、足筋群などがあり、足の外反・内反、足趾の屈伸に作用する。

下肢の筋の分布

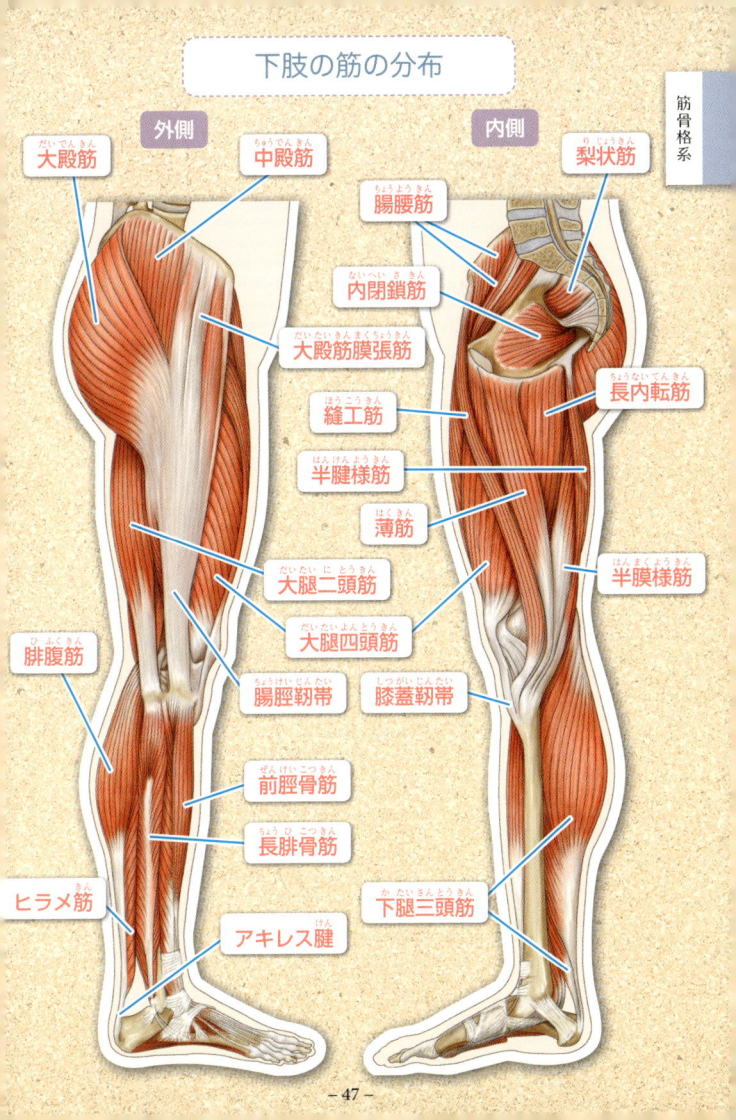

外側

- 大殿筋
- 中殿筋
- 大殿筋膜張筋
- 縫工筋
- 半腱様筋
- 大腿二頭筋
- 大腿四頭筋
- 腸脛靭帯
- 腓腹筋
- 前脛骨筋
- 長腓骨筋
- ヒラメ筋
- アキレス腱

内側

- 腸腰筋
- 梨状筋
- 内閉鎖筋
- 長内転筋
- 薄筋
- 半膜様筋
- 膝蓋靭帯
- 下腿三頭筋

筋骨格系

血液

けつえき
【blood】

血管内を流れる赤色の粘性のある液体で、pHが7.35～7.45、その容量は体重の約13分の1である。成分は**血球**(有形成分)と**血漿**(液体成分)に区分される。血漿から凝固成分を除いたものを**血清**という。血液は赤血球、白血球、血小板で構成され、**骨髄**で産生される。血漿は血液全容量の50～60％を占め、その成分は水分、血漿タンパク、電解質、栄養素、有機老廃物、ホルモンなどが含まれる。

- **赤血球**：血液1μℓ中に400～500万個存在する円盤形をした直径約10μm、厚さ約2μmの無核の細胞。内部に**ヘモグロビン**を含み酸素の運搬を行う。寿命は約120日である。

- **白血球**：生体防御に関わる細胞の集団で、血液1μℓ中に4千～9千個存在し、顆粒球と無顆粒球に区分される。顆粒球は好中球、好酸球、好塩基球が存在する。このうち好中球が最も多く、白血球全体の約97％を占める。無顆粒球には単球、リンパ球がある。リンパ球はさらにT細胞、B細胞、NK細胞に区分される。T細胞は細胞性免疫に関わり、B細胞は**形質細胞**となり**抗体**を産生する。単球は組織に侵入すると**マクロファージ**になり異物の貪食を行う。好塩基球は**肥満細胞**へとなり**ヒスタミン**を放出する。

- **血小板**：血小板は血液1μℓ中に15～40万個存在し、**巨核球**の細胞質の断片で**凝血作用**(血小板血栓)に関わる。

- **血漿タンパク**：アルブミン、グロブリン、フィブリノゲンなどがある。アルブミンは**膠質浸透圧**の調節に関わる。グロブリンは運搬タンパク($α, β$)と**抗体**($γ$)に分かれる。フィブリノゲンは**血液凝固**に関わる。

血液細胞の分化

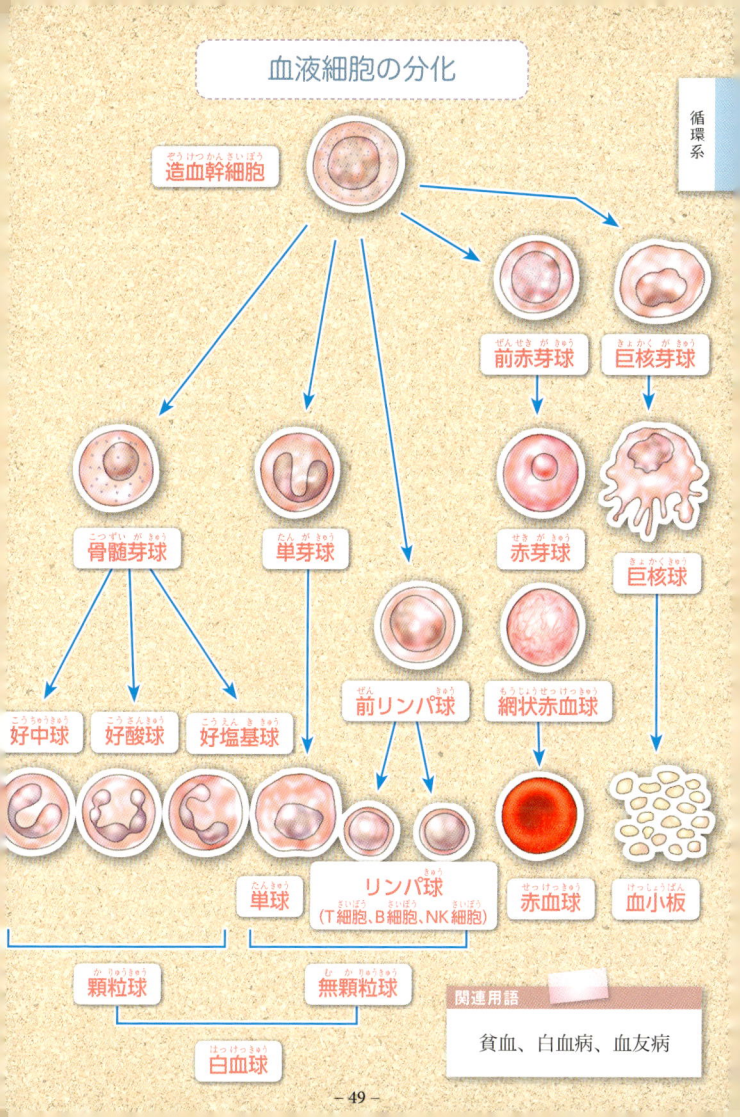

循環系

- 造血幹細胞
  - 骨髄芽球
    - 好中球
    - 好酸球
    - 好塩基球
  - 単芽球
    - 単球
  - 前リンパ球
    - リンパ球（T細胞、B細胞、NK細胞）
  - 前赤芽球
    - 赤芽球
    - 網状赤血球
    - 赤血球
  - 巨核芽球
    - 巨核球
    - 血小板

顆粒球 / 無顆粒球 → 白血球

関連用語
貧血、白血病、血友病

血 管

けっかん
【blood vessel】

血液の循環通路であり、全身にくまなく分布する。血管は、その構造および機能により動脈、静脈、毛細血管に区分される。動脈は心室から出て末梢毛細血管に至る血管であり、静脈は末梢毛細血管から出て心房へ戻る血管である。毛細血管は動脈と静脈に間に介在する血管で、各組織内に侵入する。構造的に外膜、中膜、内膜の3層構造で、外膜は結合組織性膜で構成される。中膜は平滑筋と**弾性線維**を含む疎性結合組織で構成され、細くなると弾性線維は減少する。内膜は内皮細胞と薄い弾性線維で構成される。

○ **動脈**:動脈は静脈に比べて壁が厚く、中膜に弾性線維を多く含み、高い血圧に耐え得る構造となっている。また、末梢に近い細動脈では中膜に平滑筋が存在し、交感神経で収縮し、血圧の調節も行っている。

○ **静脈**:静脈は血圧が低いため壁は薄く、還流を補助するための幾つかの機構が存在する(静脈還流)。四肢の静脈には**弁**が存在し、血液の逆流を防いでいる。静脈の分布は動脈と同じ(**伴行静脈**)であるが、動脈にない特殊な走行を示す経路(**皮静脈系、門脈系、奇静脈系**)も存在する。

○ **毛細血管**:直径約10μmの構造で、内皮細胞のみで構成され、組織内に網目状に分布する。構造的に**内皮細胞**の壁に孔があるものと、ないものが存在する。孔のあるものは内分泌系器官や腎糸球体にみられる。洞様血管も毛細血管の1種。毛細血管は組織との間でガス交換や物質交換を行う重要な血管である。

○ **動静脈吻合**:四肢の皮膚にみられる構造で、毛細血管を経ずに動脈が静脈と結合する。この構造は体温調節の役割を果たす。

○ **静脈還流**:圧の低い静脈血を還流するために骨格筋ポンプや呼吸ポンプなどが機能している。

動脈・静脈の構造

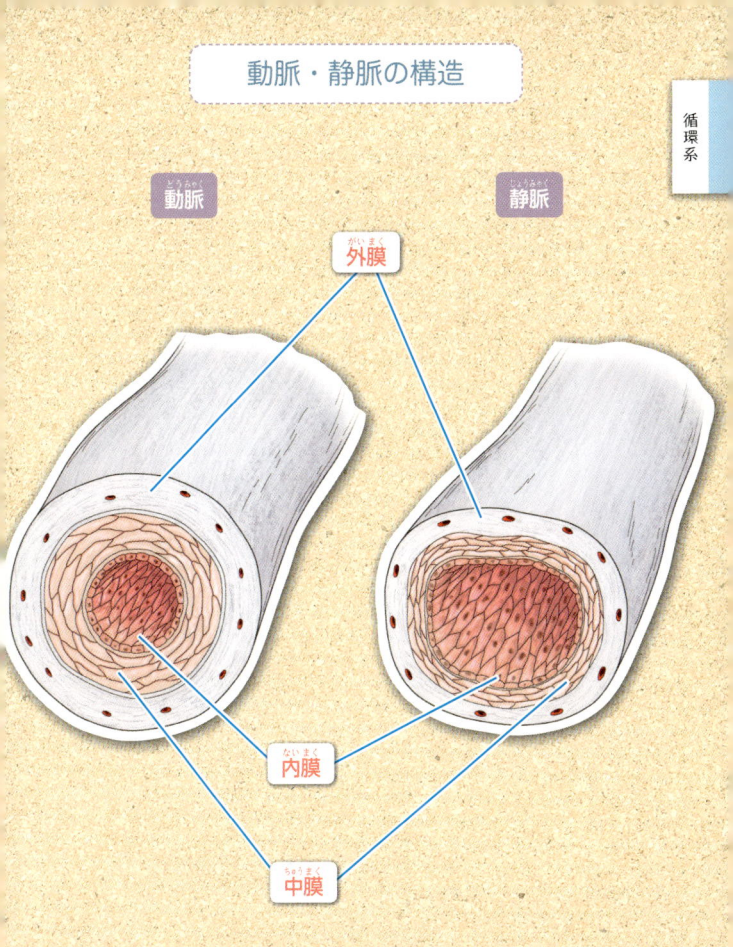

循環系

動脈

静脈

外膜

内膜

中膜

心臓（外形）

しんぞう（がいけい）
【heart】

胸腔内の下部にあり、全体の3分の2は中央よりやや左側に位置する。大きさは握り拳大で、重さは250～300gである。スポーツや加齢により拡大することがある。外形はホオズキ形をしており、上部の広い部分を**心底**（第2肋軟骨の高さ）、下端を**心尖**（第5肋間と鎖骨中線の交点）という。この2つの位置は**心音**の聴取の指標となる。心底側には心臓と連結する大血管（**大動脈**、**肺動脈**、**大静脈**、**肺静脈**）がみられる。心臓の上部には心房と心室の境界となる**冠状溝**が、下部には左右心室の境界となる**室間溝**が認められる。この溝に沿って心臓に分布する血管（**冠状動脈**、**冠状静脈**）が走行する。

- **大動脈**：心臓（**左心室**）から出て全身に動脈血を送る血管。最も大きく、壁の厚い血管である。

- **肺動脈**：心臓（**右心室**）から出て肺に静脈血を送る血管で、**肺動脈幹**から左右に分かれて肺に達する。

- **大静脈**：全身からの静脈血を心臓（**右心房**）へ送る血管。**上大静脈**と**下大静脈**がある。

- **肺静脈**：肺からの動脈血を心臓（**左心房**）へ送る血管で、左右2本ずつ存在する。

- **冠状動脈**：大動脈の基部から出て心臓に分布する左右1対の動脈。**左冠状動脈**は**回旋枝**と**前室間枝**（前下行枝）となり、**右冠状動脈**は**後室間枝**（後下行枝）となる。

- **冠状静脈**：心筋へ分布する静脈（**大心静脈**、**小心静脈**など）が**冠状静脈洞**へ合流し、右心房へ注ぐ。

心臓の外観

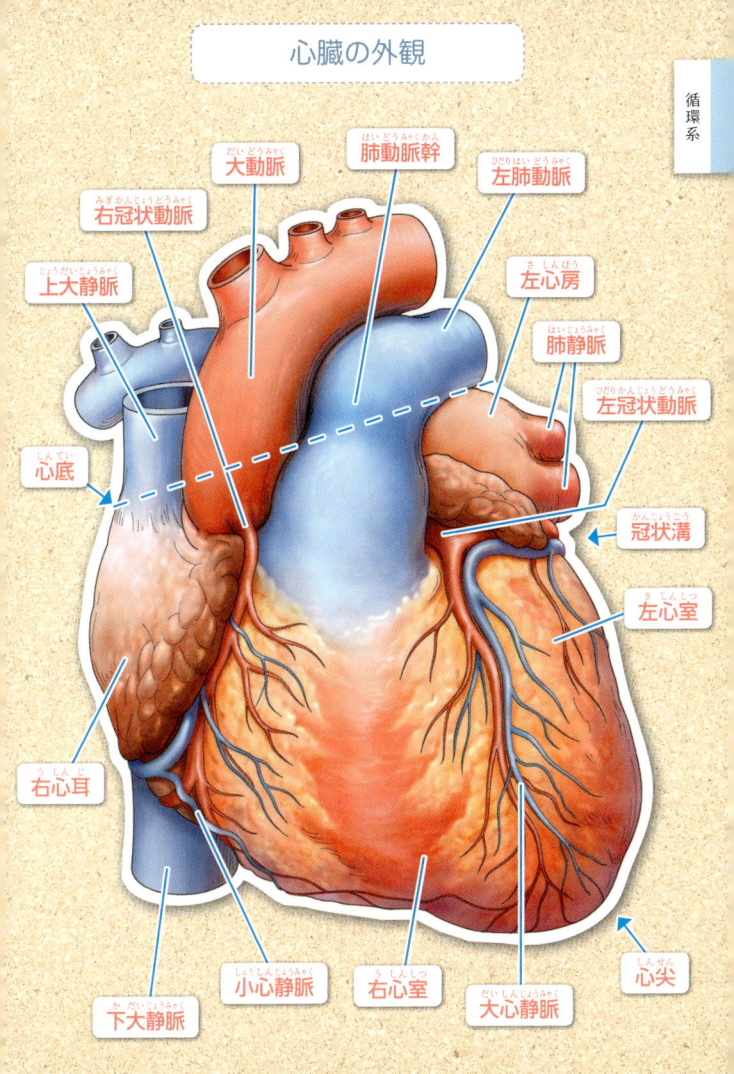

循環系

- 大動脈
- 肺動脈幹
- 左肺動脈
- 右冠状動脈
- 上大静脈
- 左心房
- 肺静脈
- 左冠状動脈
- 心底
- 冠状溝
- 左心室
- 右心耳
- 右心室
- 心尖
- 下大静脈
- 小心静脈
- 大心静脈

心臓（内形）

しんぞう（ないけい）
【heart】

心臓の内部は空洞で**心房**（左、右）と**心室**（左、右）の4つに区分される。心臓壁は**心内膜**、**心筋層**、**心外膜**の3層で構成される。心筋層は心筋が介在板を介して連続することで心臓全体をおおい、左心室で最も厚くなる。心筋層内には特殊な神経細胞で構成される**刺激伝導系**が存在する。心外膜は心臓の外層をおおい、心底部付近で反転し、**壁側心膜**となる。この2枚の心膜の間を**心膜腔**という。心房と心室の間には**房室弁**（尖弁）、心室と動脈の間には**動脈弁**（半月弁）が存在し、血液の逆流を防止している。

- **心房**：心臓の上部にあり、固有心房と心耳に区分される。**右心房**には全身からの静脈血が流入し、**左心房**には肺からの動脈血が流入する。左右の心房中隔には**卵円窩**が存在する。また、右心房壁には刺激伝導系の**洞房結節**（**ペースメーカー**）が存在する。

- **心室**：心臓の下部にあり、**右心室**は肺に静脈血を送り、**左心室**は全身に動脈血を送り出す。左心室の心筋層は全身に血液を送るためかなり厚い。左右の心室間に**心室中隔**が存在する。

- **房室弁（尖弁）**：房室間にある膜状の弁で、先端は紐状の**腱索**により心室壁の乳頭筋に付着する。腱索は弁の反転防止の構造である。右房室弁を**三尖弁**、左房室弁を**僧帽弁**（**二尖弁**）ともいう。

- **動脈弁（半月弁）**：心室と動脈間にある弁で、3つの半月で構成される。**大動脈弁**と**肺動脈弁**の2つがある。

- **心膜腔**：壁側心膜と臓側心膜の間の空間で、反転部の違いにより心膜横洞、心膜斜洞が形成される。この空間は心臓と他の臓器との緩衝となる。

心臓内部と血流

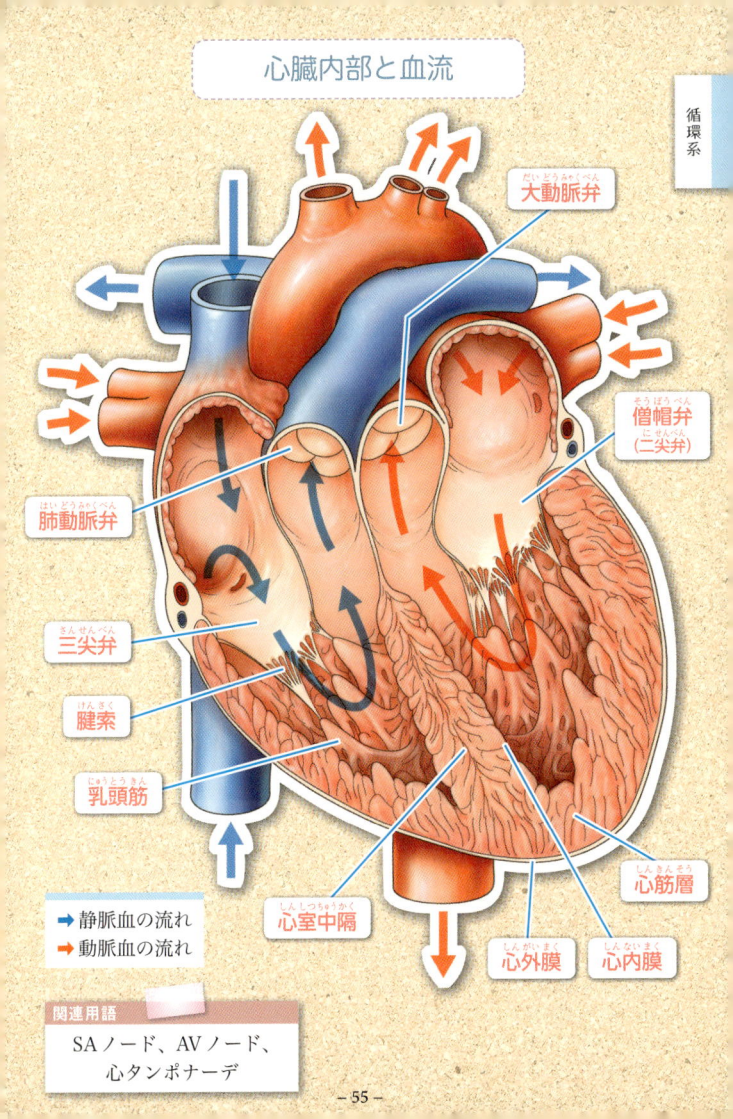

循環系

- 大動脈弁
- 僧帽弁(二尖弁)
- 肺動脈弁
- 三尖弁
- 腱索
- 乳頭筋
- 心室中隔
- 心筋層
- 心外膜
- 心内膜

→ 静脈血の流れ
→ 動脈血の流れ

関連用語

SAノード、AVノード、心タンポナーデ

動脈の分布①

どうみゃくのぶんぷ①
【artery】

動脈は、心臓の心室から出て末梢の毛細血管へ至る血液の通路であり、大動脈に始まり動脈、細動脈となって毛細血管へ移行する。大動脈は全身に血液を供給する主幹となる血管であり、左心室に始まり、**上行大動脈**、**大動脈弓**、**下行大動脈**へと推移する。下行大動脈は通過する部位により**胸大動脈**と**腹大動脈**に区分される。各大動脈は全身に分布する動脈を分岐する。

- **上行大動脈**:左心室から出た直後の部分で、左右1対の**冠状動脈**を出す。
- **大動脈弓**:**上行大動脈**に続くアーチ形の部分で、右から**腕頭動脈**、**左総頸動脈**、**左鎖骨下動脈**の3本の枝を出す。総頸動脈は頸部を上行し、途中で脳へ分布する**内頸動脈**と顔面へ分布する**外頸動脈**に分かれる。
- **内頸動脈**:頸部を上行して頭蓋内に入り、**眼動脈**を分岐して椎骨動脈とともに**大脳動脈輪**(ウィリス動脈輪)を形成する。
- **外頸動脈**:頭頸部に分布する顔面動脈、舌動脈、顎動脈などを分岐する。
- **胸大動脈**:下行大動脈のうち**大動脈弓**から横隔膜までの部分で、胸壁に分布する**肋間動脈**を出す。臓側枝として気管支動脈と食道動脈が出る。
- **腹大動脈**:下行大動脈のうち横隔膜から総腸骨動脈までの部分で、**腹腔動脈**、**腸間膜動脈**、**腎動脈**、**精巣**または**卵巣動脈**などを出し**総腸骨動脈**となる。
- **腹腔動脈**:**腹大動脈**から分岐する無対の動脈で、総肝動脈、左胃動脈、脾動脈の3本の枝を出し、上腹部臓器に分布する。
- **腸間膜動脈**:**上腸間膜動脈**は空腸から横行結腸3分の2まで分布し、**下腸間膜動脈**は横行結腸から上直腸までに分布する。

体幹の動脈分布

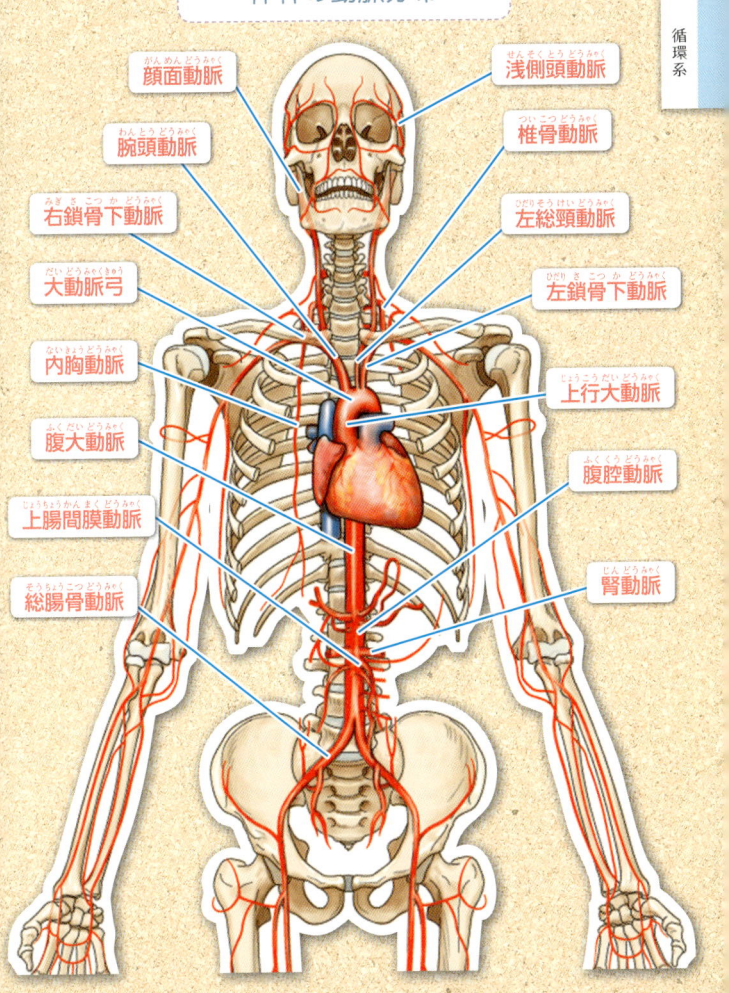

- 顔面動脈（がんめんどうみゃく）
- 浅側頭動脈（せんそくとうどうみゃく）
- 腕頭動脈（わんとうどうみゃく）
- 椎骨動脈（ついこつどうみゃく）
- 右鎖骨下動脈（みぎさこつかどうみゃく）
- 左総頸動脈（ひだりそうけいどうみゃく）
- 大動脈弓（だいどうみゃくきゅう）
- 左鎖骨下動脈（ひだりさこつかどうみゃく）
- 内胸動脈（ないきょうどうみゃく）
- 上行大動脈（じょうこうだいどうみゃく）
- 腹大動脈（ふくだいどうみゃく）
- 腹腔動脈（ふくくうどうみゃく）
- 上腸間膜動脈（じょうちょうかんまくどうみゃく）
- 腎動脈（じんどうみゃく）
- 総腸骨動脈（そうちょうこつどうみゃく）

循環系

動脈の分布②

どうみゃくのぶんぷ②
【artery】

上肢に分布する動脈はすべて**鎖骨下動脈**からの分岐であり、下肢へ分布する動脈はすべて**大腿動脈**からの分岐である。したがって、これらの動脈の血行障害は上肢、下肢全体に影響を及ぼす。また、四肢の動脈は体表近くを走行するため、一部の動脈は脈を触知できる。上肢では**上腕動脈**と**橈骨動脈**、下肢では**大腿動脈**、**膝窩動脈**、**後脛骨動脈**、**足背動脈**である。

○**鎖骨下動脈**：鎖骨下動脈は甲状頸動脈、内胸動脈、椎骨動脈、肋頸動脈、頸横動脈を出して**腋窩動脈**へと移行し、**上腕動脈**となる。

○**上腕動脈**：上腕動脈は上腕の中央を下行し、肘部において**橈骨動脈**と**尺骨動脈**に分岐して前腕へ分布する。橈骨動脈は前腕橈骨側を下行し、手に至る。尺骨動脈は前腕尺骨側を下行する。両動脈は**手掌において浅**および**深掌動脈弓**を形成し、指動脈を出す。上腕動脈は血圧の測定に、橈骨動脈は脈拍の測定に利用される。

○**総腸骨動脈**：総腸骨動脈は、骨盤上口の高さで**内腸骨動脈**と**外腸骨動脈**に分かれる。外腸骨動脈は血管裂孔を通って下肢へ分布し、内腸骨動脈は骨盤腔へ分布する。

○**外腸骨動脈**：骨盤腔内を下行し、鼠径靭帯下部にある血管裂孔を通って体幹を脱出し、**大腿動脈**となる。

○**内腸骨動脈**：内腸骨動脈は、骨盤壁に分布する壁側枝（上殿動脈、下殿動脈、閉鎖動脈など）と、骨盤内臓に分布する臓側枝（上膀胱動脈、下膀胱動脈、精管動脈など）に分かれる。

○**大腿動脈**：大腿動脈は大腿前面を下行し、大腿深動脈を出した後、内転筋管を通り大腿後面に行って**膝窩動脈**となる。膝窩動脈は**前脛骨動脈**と**後脛骨動脈**に分岐し、下腿の筋や皮膚に分布する。

上肢・下肢の動脈分布

上肢

- 腋窩動脈（えきかどうみゃく）
- 上腕動脈（じょうわんどうみゃく）
- 橈骨動脈（とうこつどうみゃく）
- 前骨間動脈（ぜんこつかんどうみゃく）
- 尺骨動脈（しゃっこつどうみゃく）
- 浅掌動脈弓（せんしょうどうみゃくきゅう）

下肢

- 内腸骨動脈（ないちょうこつどうみゃく）
- 外腸骨動脈（がいちょうこつどうみゃく）
- 大腿動脈（だいたいどうみゃく）
- 膝窩動脈（しっかどうみゃく）
- 前脛骨動脈（ぜんけいこつどうみゃく）
- 後脛骨動脈（こうけいこつどうみゃく）
- 足背動脈（そくはいどうみゃく）

循環系

大脳動脈輪

だいのうどうみゃくりん
【cerebral artery circle】

ウィリス動脈輪とも呼ばれる。脳底の中央に存在する動脈による輪状の構造で、左右の**内頸動脈**と左右の**椎骨動脈**が合流した**脳底動脈**によって形成される。左右の内頸動脈は**前交通動脈**で連絡し、内頸動脈と脳底動脈は**後交通動脈**で連絡する。大脳へ分布する前大脳動脈、中大脳動脈、後大脳動脈はすべて大脳動脈輪から分岐する。また、脳底動脈からは脳幹、小脳に分布する動脈が出る。
➡P124　➡P128　➡P130

- **内頸動脈**：総頸動脈から舌骨の高さあたりで分岐し、途中で枝を出さずにに頭蓋内に入り、眼動脈を出した後に大脳動脈輪を形成する。
➡P56

- **椎骨動脈**：鎖骨下動脈の枝で、頸椎の横突起にある**横突孔**を通り、頭蓋に進入する。頭蓋内で左右が合流し、脳底動脈となった後、大脳動脈輪を形成する。
➡P57　➡P57　➡P23

- **前大脳動脈**：前頭葉と頭頂葉の一部に血液を供給する。
➡P122　➡P122

- **中大脳動脈**：大脳動脈の中で最も太く、分布範囲が広い。この動脈の枝（レンズ核線条体動脈）は内包の近くを走行し、しばしば出血を起こすことがある（脳卒中動脈）。
➡P124

- **後大脳動脈**：この動脈は、側頭葉および後頭葉の底部と脳幹上部に血液を供給する。
➡P122　➡P122

- **脳底動脈**：左右の椎骨動脈が合流したもので、脳幹の底部中央にあり、その枝には上小脳動脈、前下小脳動脈、迷路動脈などがある。

大脳動脈輪の構成

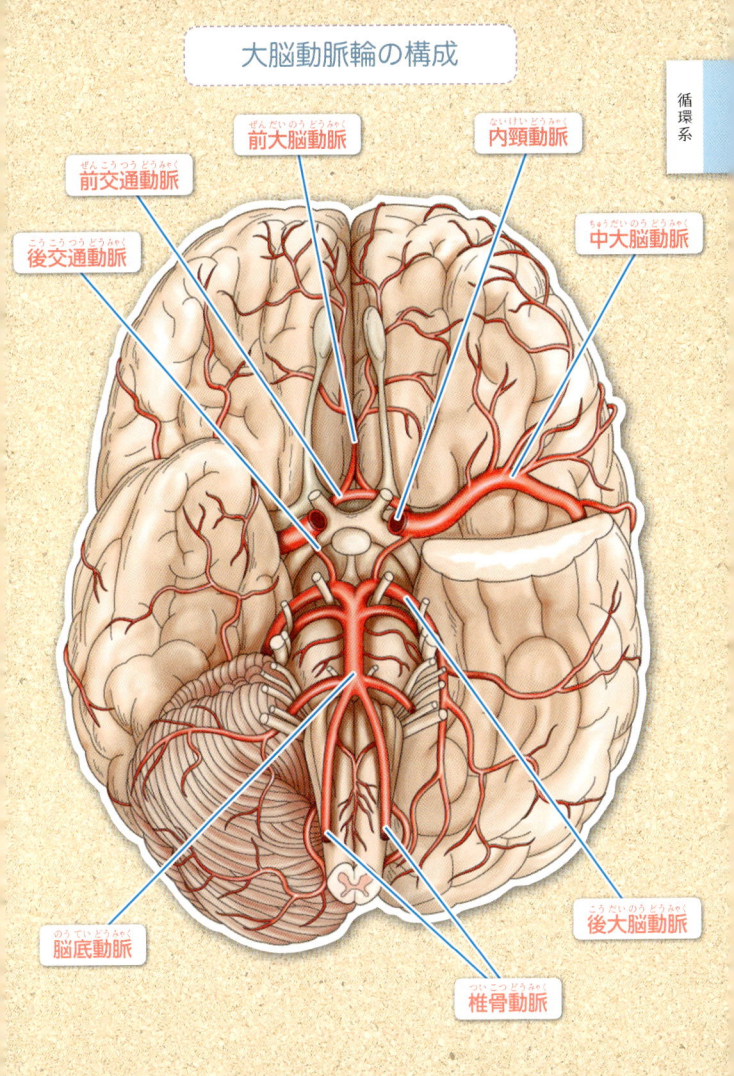

- 前交通動脈
- 前大脳動脈
- 内頸動脈
- 後交通動脈
- 中大脳動脈
- 脳底動脈
- 後大脳動脈
- 椎骨動脈

循環系

皮静脈

ひじょうみゃく
【superficial vein】

皮静脈系は皮下の浅層を走行する目視可能な静脈系である。伴行する動脈はまったくなく、その走行は個人によって異なり、個人を特定する指標ともなっている。四肢では静脈血は重力に逆らって上行するため、伴行静脈だけでは還流が悪く、皮静脈は**側副血行路**➡P50 ➡P64 として機能する。また、皮静脈はその特徴から、静脈注射や点滴に利用される。

- **橈側皮静脈**：上肢に分布する皮静脈で、手背の静脈網に始まり前腕の外側を上行し、前腕正中皮静脈と合流してさらに上腕前面外側を上行して**鎖骨下静脈**に注ぐ。橈側皮静脈は点滴に用いられる静脈である。 ➡P57
- **尺側皮静脈**：尺側皮静脈は前腕の内側を上行し、肘正中皮静脈などと合流して腋窩静脈に合流する。
- **肘正中皮静脈**：肘窩にみられる皮静脈で、採血や静注に用いられる。
- **大伏在静脈**：下肢にみられる皮静脈で、足背静脈網に始まり下腿前面を上行し、外側伏在静脈と合流して、伏在裂孔部分で大腿静脈に注ぐ。
- **小伏在静脈**：足背に始まり下腿内側面を上行し、膝窩静脈に注ぐ。
- **臍傍静脈網**：体幹の臍周囲にみられる静脈網で、腹壁を貫通し腹腔壁と連絡するため、肝硬変になると側副血行路となり血流が増加する。
- **胸腹壁静脈**：体幹にみられる皮静脈で、臍傍静脈網に始まり、胸腹壁を上行し腋窩静脈に注ぐ。
- **浅腹壁静脈**：この皮静脈は臍傍静脈網に始まり、腹壁を下行し、大腿静脈に注ぐ。体幹の皮静脈は肝硬変により怒張し、**メズサの頭**を形成することがある。※メズサ（メデューサ）とは、ギリシャ神話にある髪の毛が蛇の魔物のこと。 ➡P104

皮静脈の分布

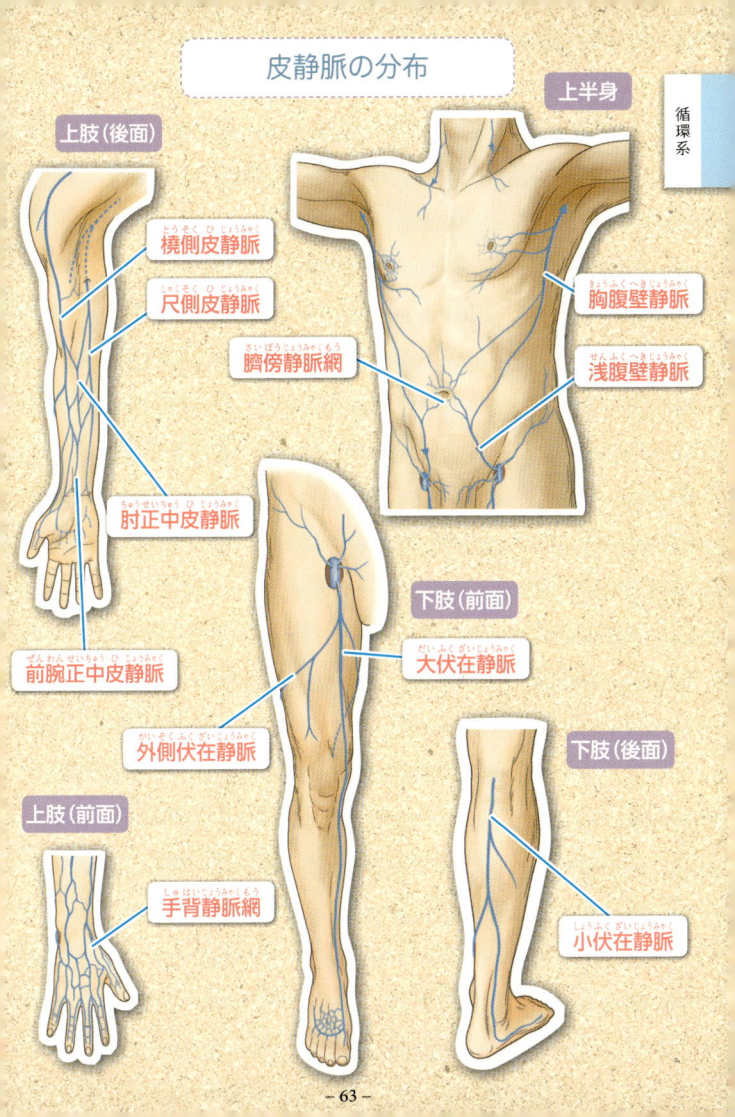

上半身

上肢(後面)
- 橈側皮静脈(とうそくひじょうみゃく)
- 尺側皮静脈(しゃくそくひじょうみゃく)
- 臍傍静脈網(さいぼうじょうみゃくもう)
- 肘正中皮静脈(ちゅうせいちゅうひじょうみゃく)
- 前腕正中皮静脈(ぜんわんせいちゅうひじょうみゃく)

- 胸腹壁静脈(きょうふくへきじょうみゃく)
- 浅腹壁静脈(せんふくへきじょうみゃく)

下肢(前面)
- 大伏在静脈(だいふくざいじょうみゃく)
- 外側伏在静脈(がいそくふくざいじょうみゃく)

下肢(後面)
- 小伏在静脈(しょうふくざいじょうみゃく)

上肢(前面)
- 手背静脈網(しゅはいじょうみゃくもう)

循環系

門 脈

もんみゃく
【portal vein】

門脈は腹腔内に存在し、腸管に分布する静脈と肝臓を連絡する静脈系の血管からなりたっている。門脈は、肝臓下部にある**肝門部**から肝臓へ入る。消化管に分布する静脈は直に下大静脈に注ぐことはなく、必ず門脈から肝臓に注ぎ、**洞様血管**を通過して**中心静脈**に合流した後、肝静脈を経由して下大動脈に合流し、心臓に戻る。これは、消化管で吸収した栄養の一部を肝臓へ送り、身体に必要な栄養素へのつくり替えを行うとともに、貯蔵するためのシステムを担っているためである。肝臓でつくられた代謝産物やグルコースは、肝静脈を経て全身に供給される。

- **上腸間膜静脈**：空腸、回腸、盲腸、上行結腸、横行結腸に分布する**空腸静脈**、回腸静脈、**回結腸静脈**、**右結腸静脈**などからの血液を集め、門脈に合流する。

- **下腸間膜静脈**：下行結腸、S状結腸、直腸に分布する左結腸静脈、上直腸静脈の血液を集め、**脾静脈**を介して門脈に注ぐ。この静脈は、バリエーションが多く、直接門脈に注ぐこともある。

- **脾静脈**：脾臓、膵臓、胃からの血液を集め、門脈に注ぐ。脾臓からは、赤血球を分解して生じた鉄分やグロビンが肝臓へ送られ、再利用される。

- **食道静脈**：食道静脈は、本来は奇静脈に注ぐ静脈であるが、胃と連続しているため、肝硬変により門脈への血流が遮断されると、側副血行路として逆流の対象となる（食道静脈瘤）。

- **側副血行路**：本来の血管が閉塞したときに、これを迂回して血液を目的の器官に運搬する経路。静脈系に多くみられる。門脈では食道静脈から奇静脈へ、あるいは臍傍静脈網から体幹の皮静脈へ還流する。

門脈の分布

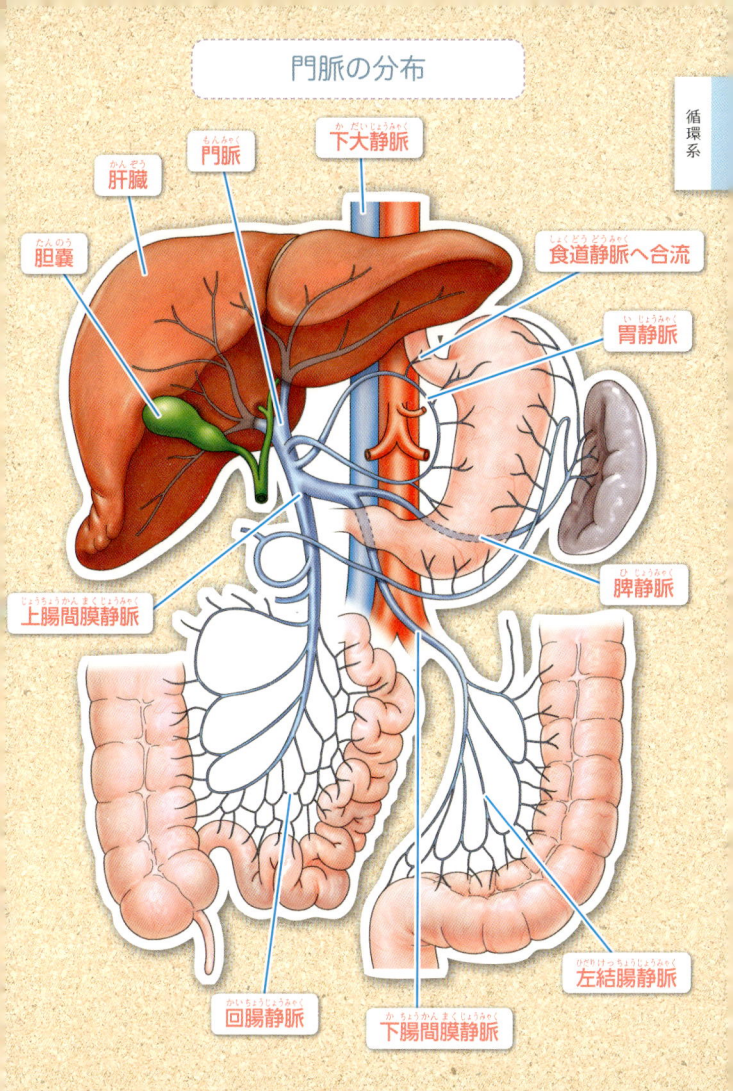

- 肝臓
- 胆嚢
- 門脈
- 下大静脈
- 食道静脈へ合流
- 胃静脈
- 脾静脈
- 上腸間膜静脈
- 回腸静脈
- 下腸間膜静脈
- 左結腸静脈

循環系

胎児循環

たいじじゅんかん
【fetal circulatory】

胎児期における血液の循環は、成人の血液循環とは大きく異なる。成人では酸素は呼吸器系、栄養は消化器系によって獲得されるが、胎児ではすべて母体と結合する胎盤を介して行われる。酸素と栄養は、胎盤と結合する臍静脈によって供給される。臍静脈を経た血液は静脈管を通して胎児の心臓へ送られ、全身に運搬される。このとき、肺は酸素獲得の機能を果たしてないため、血流の多くは肺を迂回することになる。➡P80 全身に送られた血液は臍動脈を通過して胎盤に戻る。

- **臍静脈**:胎盤から胎児へ向かう1本の血管で、臍帯内を通り、胎児内では腹壁に沿って肝臓へ入り静脈管に合流する。胎児に酸素と栄養を供給する。出生後は閉鎖され**肝円索**となる。➡P98

- **臍動脈**:胎児から胎盤へ向かう1対の血管で、胎児内では内腸骨動脈から➡P24 下腹壁に沿って臍へ向かう。胎児からの血液を胎盤へ還流する。出生後➡P105 は閉鎖され**臍動脈索**となる。

- **静脈管**:アランティウス管とも呼ばれる。臍静脈と下大静脈を連絡する血管で、肝臓を迂回して心臓へ血液を送る。➡P53 出生後は閉鎖され**静脈管索**となる。

- **動脈管**:ボタロー管とも呼ばれる。肺動脈と大動脈の間にあり、肺への血流を迂回させる。➡P52 ➡P52 出生後は閉鎖され**動脈管索**となる。

- **卵円孔**:左右の心房間にある孔構造で、右心房に流入した血液が肺を迂回して左心房へ送られる。➡P54 成人では孔が閉じ**卵円窩**となる。

- **臍帯**:胎児と胎盤を連絡する管構造で、いわゆる「へそのお」である。

胎児の血液循環

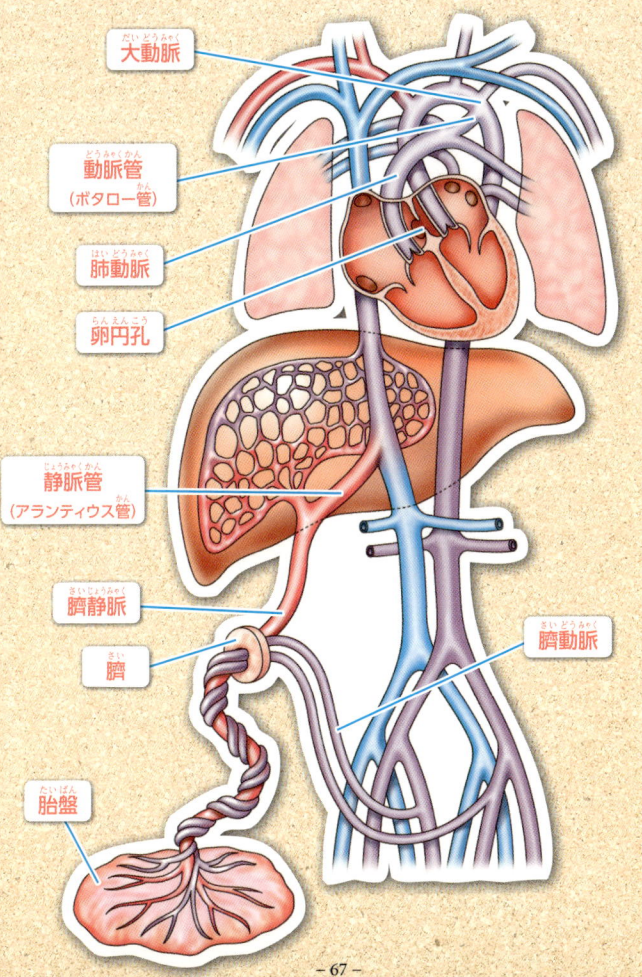

- 大動脈
- 動脈管（ボタロー管）
- 肺動脈
- 卵円孔
- 静脈管（アランティウス管）
- 臍静脈
- 臍
- 臍動脈
- 胎盤

循環系

リンパ管

りんぱかん
【lymph duct】

リンパ管はリンパ液を循環する循環器系の1つで、構造は静脈に類似する。各組織に分布する毛細リンパ管に始まり、リンパ管、**リンパ本幹**を経て静脈に還流する。細いリンパ管の合流部にはリンパ節が存在する。リンパ管系の機能は、血管系と同様に全身に分布し、各組織に停留する組織液を吸収して静脈に還流することと、リンパ節に存在するリンパ球による生体防御反応である。

◎胸管（左リンパ本幹）：胸管は胸腔内を食道に伴行する管状の構造で、下半身および左上半身のリンパ管が合流して**左静脈角**（内頸静脈と鎖骨下静脈の合流点）に注ぐ。 ➡P84 ➡P75

◎右リンパ本幹：右上半身のリンパ管は**右静脈角**に注ぐ。

◎乳ビ槽：腸リンパ本幹の途中にある膨らんだ部分で、腸で吸収された脂肪を多く含むリンパ液が集合するので白くみえる。

◎リンパ節：米粒から枝豆大の楕円形の構造で、リンパ管の途中に分布する。数本の輸入リンパ管と1本の輸出リンパ管が存在する。内部は皮質と髄質に区分され、皮質にはリンパ球が存在する。リンパ節は病原体の侵入やガン細胞の流入などにより腫脹する。このため、体表近くに分布するリンパ節（後頭、顎下、腋窩、鼠径リンパ節など）の触診は診断の指標となる。

◎腋窩リンパ節：腋窩表層にあり、胸部（乳腺を含む）および上肢のリンパ管が合流する。

◎鼠径リンパ節：大腿の付け根にあり、外陰部および下肢のリンパ管が合流する。

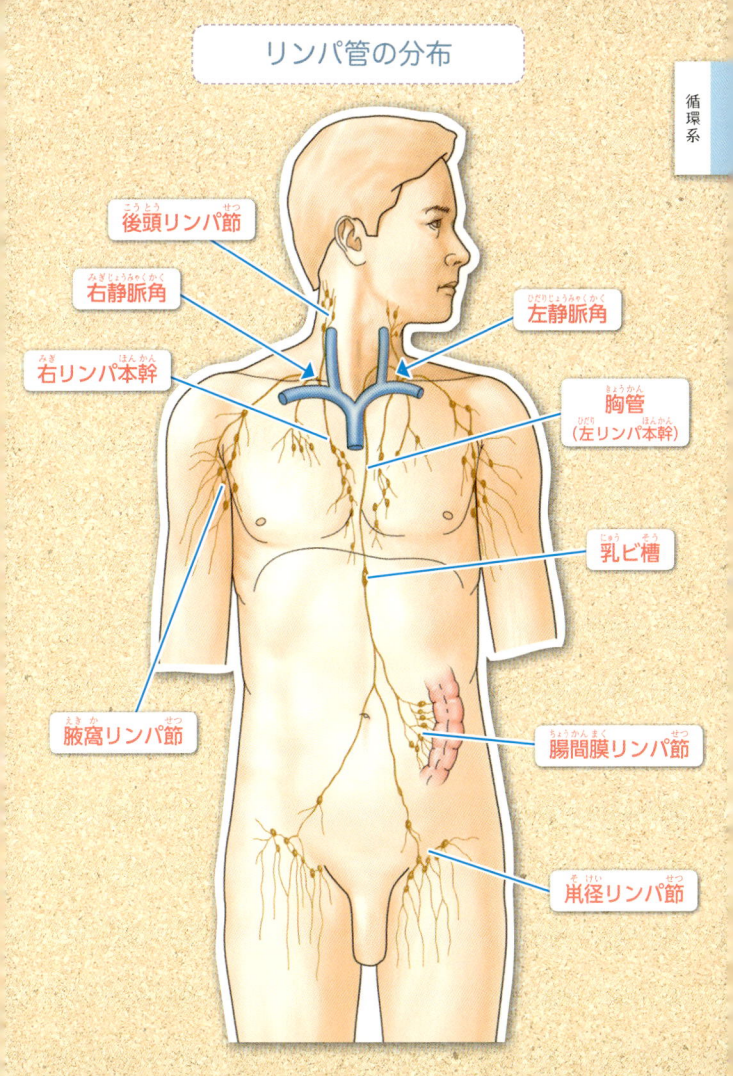

リンパ管の分布

循環系

- 後頭リンパ節
- 右静脈角
- 右リンパ本幹
- 左静脈角
- 胸管（左リンパ本幹）
- 乳ビ槽
- 腋窩リンパ節
- 腸間膜リンパ節
- 鼠径リンパ節

リンパ器官

りんぱきかん
【lymphoid organ】

リンパ系器官には、**リンパ管**、リンパ節以外に単独で存在する**脾臓**、**扁桃**、**虫垂**、**リンパ小節**などの器官がある。いずれも生体防御に関わる大切な器官である。

- **脾臓**:左側腹部にある実質性の器官で、大きさ約12cmで重さは150g程度である。内部は赤脾髄と白脾髄で構成される。リンパ球の貯蔵と赤血球の破壊・貪食が行われる。

- **胸腺**:前胸部にある軟らかい器官で、左右の葉で構成される。**Tリンパ球**の成熟に関わるサイモシンを分泌する。幼児期に活躍し、成人では委縮・脂肪化して機能を失う。

- **扁桃**:口腔周囲の粘膜下に分布するリンパ組織で、一般的に扁桃腺として認識されている。**咽頭扁桃**、**口蓋扁桃**、**舌扁桃**、**耳管扁桃**がある。咽頭扁桃は**アデノイド**ともいわれる。扁桃は空気や食物とともに侵入する有害物質に対応する。免疫機構の不完全な幼児期に活躍し、感染症などで腫脹する。腫れがひどいと呼吸困難や嚥下困難を引き起こす。

- **リンパ小節**:回腸の粘膜下にみられる構造で、孤立リンパ小節と集合リンパ小節(パイエル板)が存在する。栄養とともに吸収される異物に対応する。

- **虫垂**:盲腸の末端に付着する指状の突起構造で、内部にはリンパ小節の集合がみられる。しかし、明確な機能は未だ不明である。

リンパ系器官

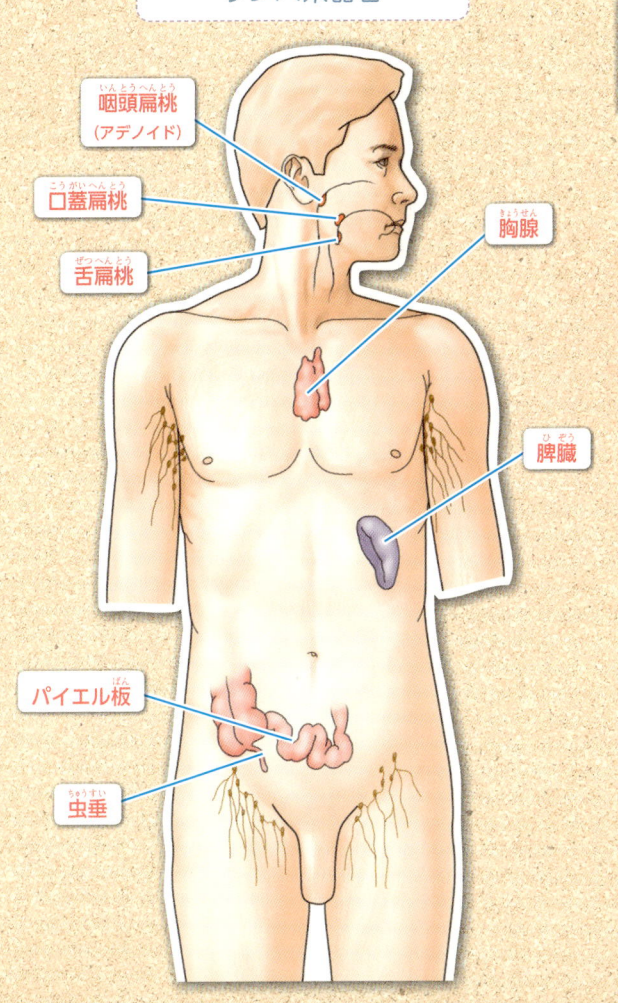

- 咽頭扁桃（アデノイド）
- 口蓋扁桃
- 舌扁桃
- 胸腺
- 脾臓
- パイエル板
- 虫垂

循環系

- 71 -

鼻（鼻腔）

はな（びくう）
【nose（nasal cavity）】

顔面のほぼ中央にある空洞状の構造で、**外鼻孔**に始まり、後鼻孔で咽頭に連絡する。体表から突出する**外鼻**と頭蓋内部に広がる**鼻腔**で構成される。外鼻の先端は軟骨でおおわれる。鼻腔内部は鼻中隔で2分され、側壁には3つの**鼻甲介**が存在し、**鼻道（上、中、下）**が形成される。上鼻道の上端には**嗅上皮**が分布する。中鼻道は前頭洞、上顎洞などと連絡する。下鼻道には**鼻涙管**が開口する。鼻腔内面は粘膜でおおわれており、多数の鼻腺が分布する。また、先端部付近には鼻毛が分布し、チリやホコリの除去を行っており、粘膜下には静脈叢が存在する（**キーセルバッハ部位**）。

- **嗅上皮**：鼻腔上端にある嗅覚受容器で、嗅細胞と支持細胞で構成される。嗅細胞は有毛の細胞で、先端に匂い分子が付着することにより感知される。嗅覚は嗅神経（第1脳神経）により中枢に伝えられる。

- **嗅神経**：第1脳神経。大脳前頭葉の底に位置し、**嗅球**、嗅索、嗅三角で構成される。嗅球は篩骨の篩板に接しており、嗅上皮からの情報を受け、前頭葉底部にある嗅覚中枢に送る。

- **副鼻腔**：鼻腔周囲の骨内に分布する空洞で、細い管で鼻腔と連絡しており、**前頭洞**、**上顎洞**、**篩骨洞**、**蝶形骨洞**が存在する。内面は粘膜でおおわれ、鼻腔からの炎症が波及して副鼻腔炎を起こすことがある。

- **半月裂孔**：中鼻道にみられる半月状の窪みで前頭洞、上顎洞が開口する。

- **鼻涙管**：眼の内眼角と鼻の下鼻道を結ぶ細い管状構造で、**下鼻道**に開口する。涙の排泄を行う。

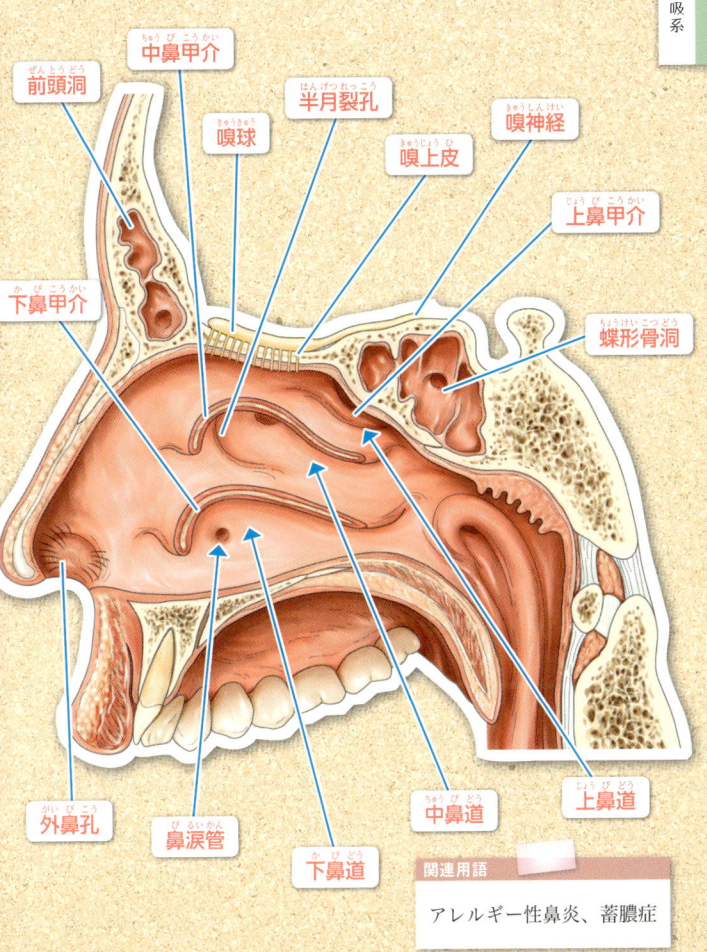

鼻腔の構造

呼吸系

- 前頭洞（ぜんとうどう）
- 中鼻甲介（ちゅうびこうかい）
- 嗅球（きゅうきゅう）
- 半月裂孔（はんげつれっこう）
- 嗅上皮（きゅうじょうひ）
- 嗅神経（きゅうしんけい）
- 上鼻甲介（じょうびこうかい）
- 下鼻甲介（かびこうかい）
- 蝶形骨洞（ちょうけいこつどう）
- 外鼻孔（がいびこう）
- 鼻涙管（びるいかん）
- 下鼻道（かびどう）
- 中鼻道（ちゅうびどう）
- 上鼻道（じょうびどう）

関連用語
アレルギー性鼻炎、蓄膿症

咽頭

いんとう
【pharynx】

頸部の上端にある長さ約12cmの管状の構造で、呼吸器系と消化器系の共同の器官。鼻腔と口腔が開口し、喉頭と食道に分かれる。咽頭鼻部、咽頭口部、咽頭喉頭部の3つに区分される。内面は粘膜（重層扁平上皮）でおおわれ、外面は横紋筋（咽頭収縮筋、咽頭挙筋）がおおう。この筋は嚥下運動に機能する。咽頭鼻部には耳管の開口部（耳管咽頭口）が存在する。また粘膜下には扁桃が存在し、口腔にある扁桃とともに**ワルダイエル咽頭輪**を形成する。

- **咽頭鼻部**：後鼻孔から軟口蓋までの部分で、耳管咽頭口、咽頭扁桃、耳管扁桃などが存在する。

- **咽頭口部**：軟口蓋から舌根部までの部分で、口を開けたときにみえる部分である。

- **咽頭喉頭部**：舌根から食道分岐部までの部分。

- **耳管**：咽頭と中耳を結ぶ管状の構造で、中耳の圧力調節を行い、鼓膜の破損を防止する。

- **ワルダイエル咽頭輪**：咽頭周囲の粘膜下に分布する咽頭扁桃、耳管扁桃、口蓋扁桃、舌扁桃の4つによって形成される構造で、細菌などによる感染に対応する。活動は小児期に顕著であり、成人になると免疫機構が確立するため活動は低下する。

- **咽頭筋**：咽頭周囲に分布する筋で、**咽頭収縮筋**と**咽頭挙筋**に大別される。両筋とも咽頭を挙上し、嚥下運動に作用する。このとき、口蓋垂と喉頭蓋により気道が閉鎖され、誤嚥を防止する。

咽頭の構造

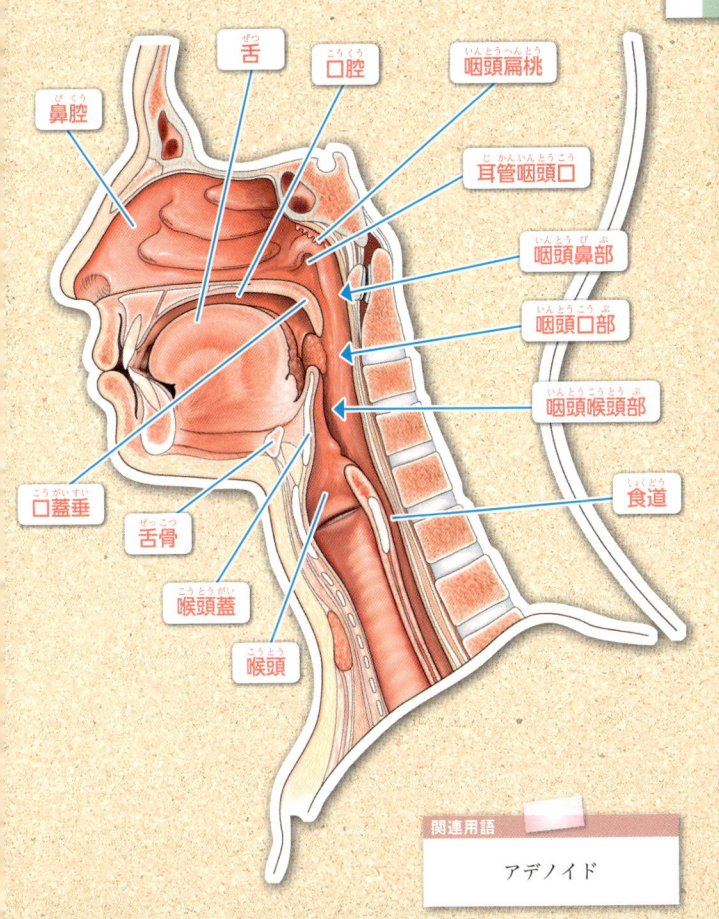

呼吸系

- 鼻腔(びくう)
- 舌(ぜつ)
- 口腔(こうくう)
- 咽頭扁桃(いんとうへんとう)
- 耳管咽頭口(じかんいんとうこう)
- 咽頭鼻部(いんとうびぶ)
- 咽頭口部(いんとうこうぶ)
- 咽頭喉頭部(いんとうこうとうぶ)
- 口蓋垂(こうがいすい)
- 舌骨(ぜっこつ)
- 喉頭蓋(こうとうがい)
- 喉頭(こうとう)
- 食道(しょくどう)

関連用語

アデノイド

喉 頭

こうとう
【larynx】

頸部の最前部に位置する管状の呼吸器系器官で、軟骨、筋、靭帯で構成される。喉頭中央には左右からヒダが突出した**声帯**が存在し、声門が形成される。軟骨（甲状軟骨、喉頭蓋軟骨、輪状軟骨、披裂軟骨、楔状軟骨、小角軟骨）は誤嚥防止や声門の運動に関わる。**喉頭筋**（輪状甲状筋、後輪状披裂筋、披裂喉頭蓋筋、横披裂筋、斜披裂筋）は発声筋であり、その運動は**迷走神経**（上喉頭神経、反回神経）によって支配される。

- **甲状軟骨**：喉頭をつつむ大きな軟骨で、前面に突出しているため体表から確認できる。この軟骨は、舌骨と甲状舌骨膜で結合する。欧米では「アダムのりんご」と呼ばれる。

- **喉頭蓋軟骨**：喉頭上部に突出したスプーン形の軟骨で、嚥下時に**喉頭口**をふさぎ誤嚥を防止する。

- **披裂軟骨**：喉頭後面にある小さな軟骨で、声門の開閉に関わる。

- **声帯**：甲状軟骨の内側にあり、**前庭ヒダ**と**声帯ヒダ**で構成される。声帯ヒダの中央の間隙を**声門**という。声門は軟骨と喉頭筋の作用により開閉する。この声門を空気が通過する時に声帯ヒダが振動して音が出る。

- **喉頭筋**：喉頭に分布する小さな筋群。**輪状甲状筋**は声帯ヒダを緊張させ、**甲状披裂筋**は声帯ヒダの緊張を緩める。**後輪状披裂筋**は声門を開く。**披裂喉頭蓋筋**は喉頭蓋を下制し喉頭口をふさぎ、誤飲を防ぐ。**横披裂筋**と**斜披裂筋**は披裂軟骨の後部にあり、声門を閉鎖する。

- **反回神経**：この神経は迷走神経の枝であり、左右で異なる経路をたどる。右反回神経は鎖骨下動脈の部分で反転して喉頭へ至るが、左反回神経は大動脈弓部分を反転して喉頭へ至り、輪状甲状筋以外の喉頭筋に分布する。

喉頭の構造

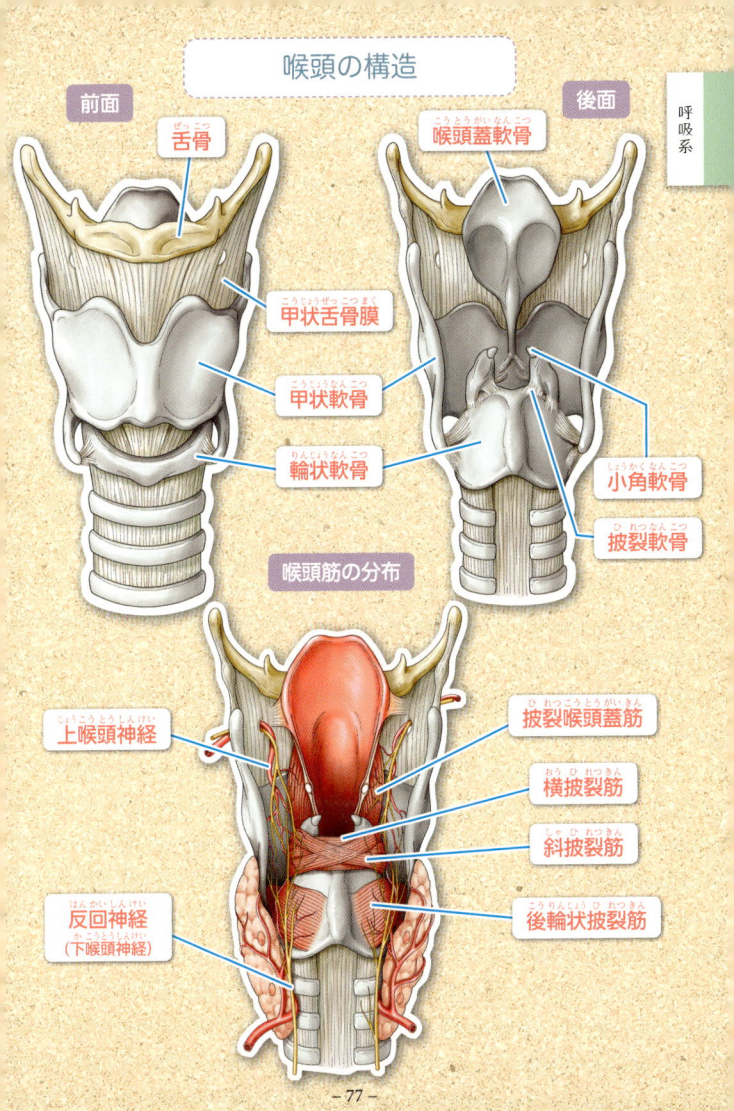

前面
- 舌骨
- 甲状舌骨膜
- 甲状軟骨
- 輪状軟骨

後面
- 喉頭蓋軟骨
- 小角軟骨
- 披裂軟骨

呼吸系

喉頭筋の分布
- 上喉頭神経
- 反回神経（下喉頭神経）
- 披裂喉頭蓋筋
- 横披裂筋
- 斜披裂筋
- 後輪状披裂筋

気管と気管支

きかんときかんし
【trachea and bronchus】

気管は喉頭の下端に始まり、胸腔内に侵入して第4胸椎の高さに終わる、長さ約15cm、内径約3cmの管状の呼吸器系器官である。(主)気管支は、第4胸椎の高さで気管から左右に分岐した管状の構造で、右と左で形状がやや異なる。右側は左側と比べて内径が太く、長さが短く、正中線となす角度が鋭角となる(このため、誤飲した物質は右側に侵入しやすい)。気管支はこの後、葉気管支、区域気管支と分岐する。気管、気管支ともにC字形をした軟骨(気管軟骨)が存在し、管が陰圧でつぶれるのを防いでいる。また、内面の粘膜には気管支腺と線毛が分布する。

- **葉気管支**:(主)気管支から分岐した枝で、肺に侵入して右が3本、左が2本分岐する。
- **区域気管支**:葉気管支から分岐した枝で、右が10本、左が9本存在する。区域気管支はさらに分岐して細気管支となる。
- **気管軟骨**:C字形をした軟骨で、一定の間隔を置いて気管および気管支に分布する。間には輪状靭帯が存在する。この軟骨は、空気の流れによる圧の変化により気管がつぶれるのを防止する。
- **気管支腺**:気道粘膜に分布する粘液腺で、チリやホコリを吸着し、痰を形成する。
- **線毛(繊毛)**:気道粘膜を構成する有毛細胞で、その毛は可動性があり、自律運動を行うことで、空気とともに侵入したチリやホコリを痰として除去する。

気管と気管支の構造

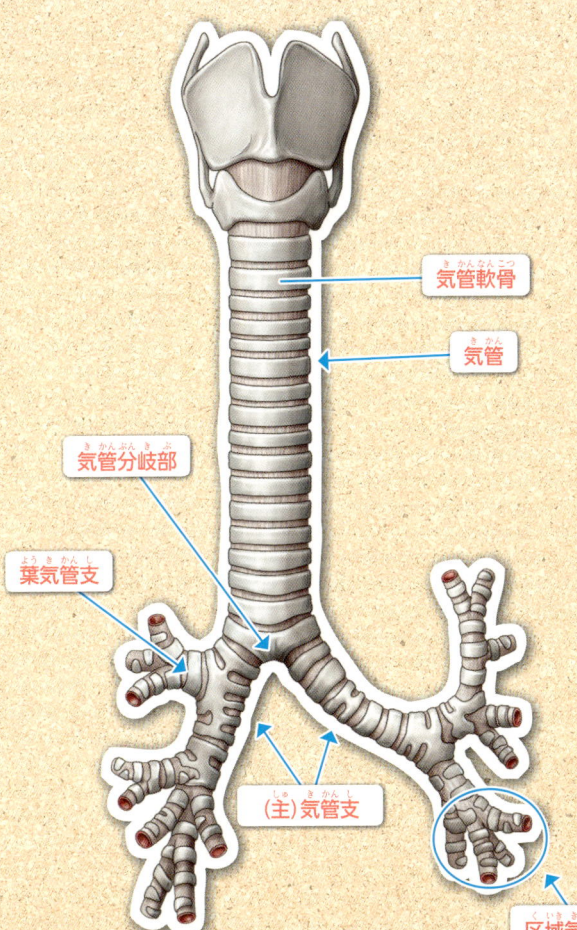

呼吸系

- 気管軟骨
- 気管
- 気管分岐部
- 葉気管支
- (主)気管支
- 区域気管支

肺

はい
【lung】

肺は、胸腔内を満たす左右1対の弾力性のある大型の呼吸器系器官である。形は半円錐状で、先端を**肺尖**、下端を**肺底**、外側を**肋骨面**、内側を**内側面**という。肺の内側面中央には肺に出入りする器官（気管支、肺動静脈、気管支動静脈、神経など）の入口である**肺門**が存在する。肺の表面は漿膜性の臓側胸膜（肺胸膜）でおおわれ、この膜は肺門部で反転し、胸腔内面をおおう壁側胸膜（肋膜）となる。この2つの膜によってつくられる空間を**胸膜腔**という。

- **右肺**：**上葉**、**中葉**、**下葉**の3つに区分される。上葉と中葉の境界は**水平裂**、中葉と下葉の境界は**斜裂**という。容量は約1200ccである。

- **左肺**：**上葉**と**下葉**に区分され、その境界は**斜裂**という。上葉の下部には大きな切れ込みと凹みがある。これらは心臓がやや左に位置するためにできる構造で、それぞれ**心切痕**、**心圧痕**という。左肺の容量は約1000ccである。

- **胸膜腔**：壁側胸膜と臓側胸膜によって形成される空間で、肺全体をつつみこむ。内部は気密状態で、かつ気圧よりやや低めに保たれる。胸膜腔は胸郭の拡大・縮小にともない、同様に拡大・縮小する。これが呼吸の動力となる。もし、胸膜腔の気密性が損なわれたり、内圧が外界より高くなると、呼吸は困難となる。

- **肺区域**：肺は気管支の分岐により、右側が10区域、左側が9区域に区分される。

肺の外観

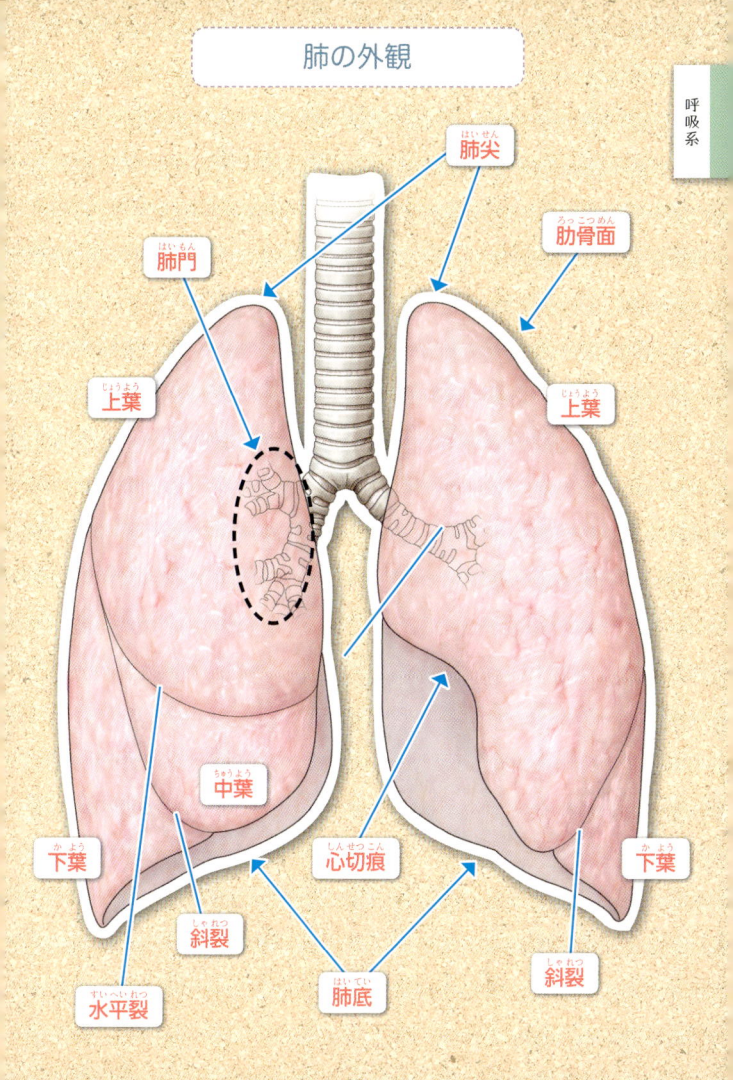

呼吸系

- 肺尖
- 肋骨面
- 肺門
- 上葉（左）
- 上葉（右）
- 中葉
- 下葉
- 心切痕
- 斜裂
- 水平裂
- 肺底
- 下葉
- 斜裂

肺 胞

はいほう
【alveoli】

肺は気管支、肺胞、血管の集合体である。(主) 気管支は、肺に侵入すると**葉気管支**、**区域気管支**に枝分かれをした後、さらに枝分かれをして**細気管支**となる。ここまでは、空気の通路(**導管部**)として機能するため、軟骨が存在し、粘膜には気管支腺と線毛が分布する。その後、さらに分岐して呼吸細気管支を経て**終末細気管支**となるが、ここでは気管支腺、線毛が消失し、ガス交換が可能となる(**呼吸部**)。気管支はさらに肺胞管を経て、末端は微細な袋状の肺胞となる。肺胞は、気管支とともに分岐した血管からできる毛細血管網におおわれる。

○ **細気管支**：肺内に分布する直径0.3～0.5mmの管状構造で、気管軟骨、粘液腺が消失し、平滑筋でおおわれる。この平滑筋は自律神経に支配され、気管支を拡張・収縮させて呼吸量を調節する。

○ **肺胞**：肺胞壁は薄く、大肺胞細胞、小肺胞細胞、塵埃細胞で構成され、周囲を取り巻く毛細血管網との間で酸素と二酸化炭素の交換(ガス交換)が行われる。

○ **大肺胞細胞**：Ⅱ型肺胞細胞ともいい、肺胞を常に膨らませておくための表面活性剤を分泌する。

○ **小肺胞細胞**：Ⅰ型肺胞細胞ともいい、酸素と二酸化炭素の交感(ガス交換)を行う細胞。

○ **塵埃細胞**：マクロファージに由来する細胞で、空気とともに侵入するチリやホコリを貪食して除去する。

肺胞の構造

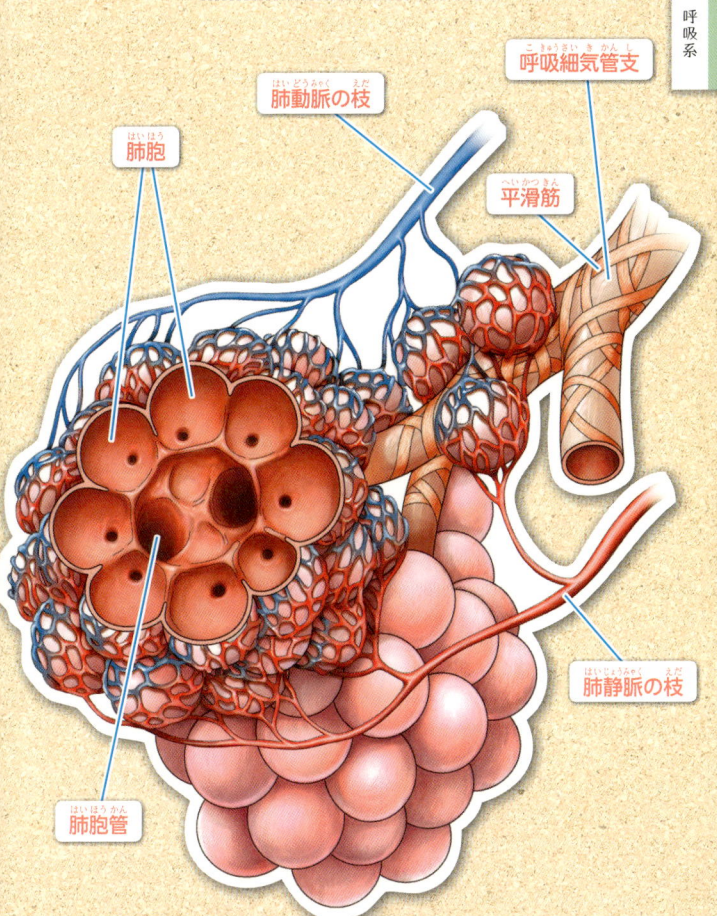

- 肺動脈の枝
- 呼吸細気管支
- 肺胞
- 平滑筋
- 肺静脈の枝
- 肺胞管

呼吸系

胸腔

きょうくう
【thoracic cavity】

体腔の1つで、胸部に存在する。胸郭におおわれた構造で、上端は第1肋骨、下端は横隔膜で境界される。胸腔内の両側は肺によって占められ、中央部に心臓、食道、気管などの臓器が存在する。この肺の内側面によって囲まれる空間を縦隔という。胸腔の壁面は壁側胸膜（肋膜）でおおわれる。この膜は肺門部で反転して、肺の表面をおおう臓側胸膜（肺胸膜）となる。壁側胸膜と臓側胸膜で囲まれた空洞を胸膜腔という。

○縦隔：左右の肺の内側面によって形成される空洞で、胸腔の中央部に位置する。上縦隔、前縦隔、中縦隔、後縦隔に区分される。この空間には心臓、大動脈弓、上大静脈、横隔神経、奇静脈、胸大動脈、気管および気管支、食道、胸管、胸腺などの器官が存在する。

○胸膜腔：胸膜腔は臓側胸膜と壁側胸膜によって構成される狭い密閉状の空間的構造で、呼吸運動に不可欠な存在である。もしこの密閉状態が破られると、呼吸ができず気胸となる。

○呼吸運動：呼吸は胸腔の拡張・縮小によって胸膜腔内部の圧力が変化することによって起こる機能である。胸腔の拡張・縮小には**肋間筋**、**横隔膜**などの呼吸筋が作用する。肋間筋が主体となる呼吸を**胸式呼吸**、横隔膜が主体となる呼吸を**腹式呼吸**という。この2種の筋で呼吸量が確保できないと、胸郭に付着する胸鎖乳突筋、斜角筋、小胸筋、後鋸筋などが**呼吸補助筋**として機能する。

NOTE
胸腔は通常、大気よりもやや陰圧に保たれている。このため平地での呼吸は問題ないが、高山では大気が薄くなるので呼吸困難となる。

胸腔の構造

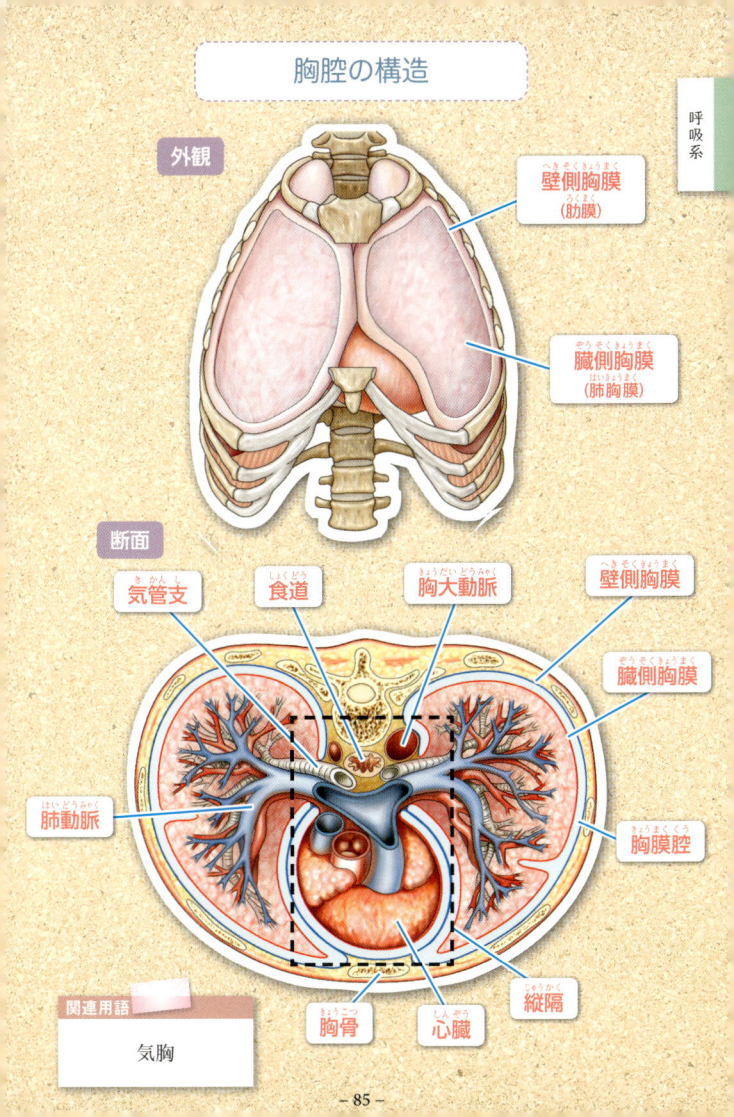

呼吸系

外観

- 壁側胸膜（肋膜）
- 臓側胸膜（肺胸膜）

断面

- 気管支
- 食道
- 胸大動脈
- 壁側胸膜
- 臓側胸膜
- 肺動脈
- 胸膜腔
- 胸骨
- 心臓
- 縦隔

関連用語

気胸

口（口腔）

くち（こうくう）
【mouth (oral cavity)】

顔面中央下部にある腔所で、**口唇**に始まり、後部は**口峡**となり咽頭に連絡する。口腔の前部から側部にかけて**歯**が弓状に分布する。
➡P74
この歯より前の部分を**口腔前庭**、後の部分を**固有口腔**という。口腔の天井は**口蓋**と呼ばれ、**硬口蓋**と**軟口蓋**を区別する。軟口蓋の末端は弓状の**口蓋帆**となり、その中央の下垂した部分は**口蓋垂**と呼ばれる。口蓋帆の両側には**口蓋扁桃**が存在する。また、口腔底部
➡P75
には**舌**が存在する。口腔の周囲には**唾液腺**が存在し、その導管は
➡P71
口腔内に開口する。

- **歯**：口腔前部にアーチ状に配列する硬構造で、32本の永久歯で構成される。構造的には**歯冠**、**歯頸**、**歯根**で構成される。歯冠は歯の上部で、**エナメル質**と呼ばれる人体で最も硬い物質でおおわれる。歯根は歯槽内に埋もれた部分である。内部は**ゾウゲ質**で構成され、中央に歯髄が存在する。歯髄内部には**歯槽神経**や血管が存在する。

- **舌**：口腔底部に位置する構造で、粘膜と筋で構成される。先端より舌尖、舌体、舌根に区分される。表面をおおう粘膜は重層扁平上皮であり突起状の**舌乳頭**（糸状乳頭、茸状乳頭、葉状乳頭、有郭乳頭）が多数分布する。
➡P172
乳頭の一部には味を感知する**味蕾細胞**が存在する。

- **唾液腺**：大唾液腺と小唾液腺が存在する。大唾液腺は**耳下腺**、**舌下腺**、**顎下腺**がある。耳下腺は耳介下部にある大型の唾液腺でαアミラーゼ（**プチアリン**）を含む漿液性の唾液を分泌する。舌下腺は口腔底外側にある小さな腺でムチンを含む粘性のある唾液を分泌する。顎下腺は下顎角内側にあり、混合性の唾液を分泌する。

口と歯の構造

口腔内

- 口蓋（こうがい）
- 口蓋垂（こうがいすい）
- 口蓋帆（こうがいはん）
- 口蓋扁桃（こうがいへんとう）
- 舌（ぜつ）
- 口唇（こうしん）
- 口峡（こうきょう）
- 歯冠（しかん）

歯の断面

- エナメル質（しつ）
- ゾウゲ質（しつ）
- 歯頸（しけい）
- 歯髄（しずい）
- 歯根（しこん）

消化系

胃

い
【stomach】

上腹部やや左に位置する容量1200〜1500ccの袋状の消化器系臓器。食道、十二指腸と連絡する。食道側から噴門部、胃底部、胃体部、幽門部に区分される。幽門部はさらに幽門前庭と幽門に区分される。形態的には鉤形をしているが、活動時はひょうたんのようなくびれが多数出現する。胃の内側の弯曲を小弯、外側を大弯という。胃壁は漿膜、筋層、粘膜で構成される。粘膜は単層円柱上皮で構成され、多数の粘膜ヒダが存在している。粘膜には胃小窩と呼ばれる窪みが多数分布しており、この窪みには固有胃腺が存在している。さらに、噴門腺や幽門腺が存在する。

- **噴門**：胃の入口部分で食道と連絡している。粘液を分泌する噴門腺が存在する。

- **胃底**：胃の上端部分にある膨らみで、ガスが溜まりやすい。

- **胃体**：胃の中央部分で胃小窩が多数存在し、胃液が分泌される。

- **幽門**：胃の出口部分で十二指腸と連絡する。この境界部分は筋層が肥厚し括約筋となり、幽門弁を形成する。また、幽門G細胞からはガストリンが分泌される。

- **固有胃腺**：胃小窩に存在し、胃液を分泌する。胃液には**ペプシノゲン**（**主細胞**で分泌）、**胃酸**（**壁細胞**で分泌）、粘液（**副細胞**で分泌）が含まれる。ペプシノゲンは**ペプシン**に変わり、タンパクをポリペプチドに変える。胃酸はペプシンを活性化するとともに殺菌を行う。粘液は胃粘膜を保護する。また、新生児では主細胞からレンニン（凝乳酵素）が分泌される。

- **ガストリン**：消化管ホルモンの1つ。胃に食塊が侵入したことが刺激となり幽門G細胞から分泌され、胃液の分泌を促進する。

胃の構造

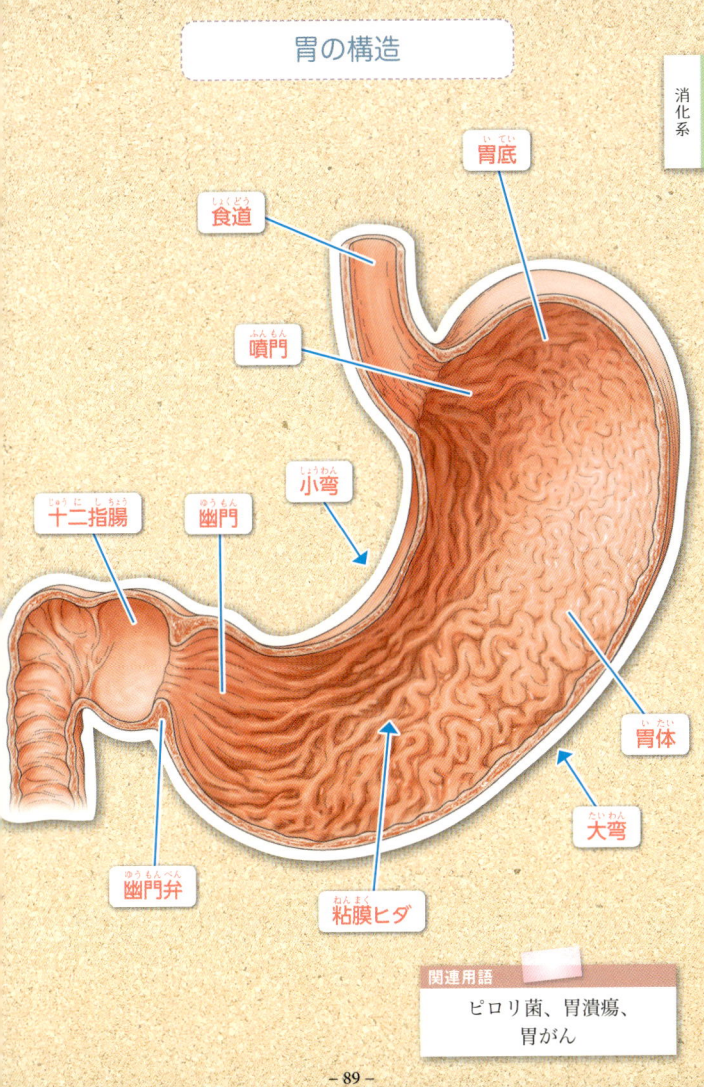

消化系

- 胃底（いてい）
- 食道（しょくどう）
- 噴門（ふんもん）
- 十二指腸（じゅうにしちょう）
- 幽門（ゆうもん）
- 小弯（しょうわん）
- 胃体（いたい）
- 大弯（たいわん）
- 幽門弁（ゆうもんべん）
- 粘膜ヒダ（ねんまくヒダ）

関連用語

ピロリ菌、胃潰瘍、胃がん

十二指腸

じゅうにしちょう
【duodenum】

上腹部にある管状の消化器系臓器で、小腸の一部を構成する。胃の幽門に続いて始まり、空腸に移行する。壁側腹膜の後ろに存在する後腹膜器官である。長さが約25cmで、C字形をしており、**球部**、**下行部**、**水平部**、**上行部**に区分される。下部のほぼ中央には小さな突起状の**大十二指腸乳頭**が存在する。この乳頭には総胆管と膵管が開口しており、胆汁と膵液が放出される。また、大十二指腸乳頭のやや上部に小十二指腸乳頭を認めることがある。十二指腸の粘膜は単層円柱上皮で構成され、**十二指腸腺**（**ブルンネル腺**）や内分泌細胞が存在している。

- **オッディ括約筋**：大十二指腸乳頭に開口する総胆管の基部にある括約筋で、胆汁の分泌量を調節する。

- **ブルンネル腺**：十二指腸の近位部に分布する消化腺。大量の粘液を分泌し、消化物に含まれる胃酸を中和する。

- **大十二指腸乳頭（ファータ乳頭）**：十二指腸下行部にある突起状の構造で、総胆管と膵管の開口部となる。この基部には胆膵管膨大部があり、**オッディ括約筋**が存在し、胆汁の分泌量を調節する。

- **小十二指腸乳頭**：背側膵臓に由来する副膵管が開口する。

- **セクレチン**：消化管ホルモンの1つ。十二指腸粘膜にある内分泌細胞から分泌され、膵臓に作用して膵液——とくに重炭酸イオンの分泌を促進し、胃酸の中和を行う。また、胃液の分泌を抑制する。

十二指腸の構造

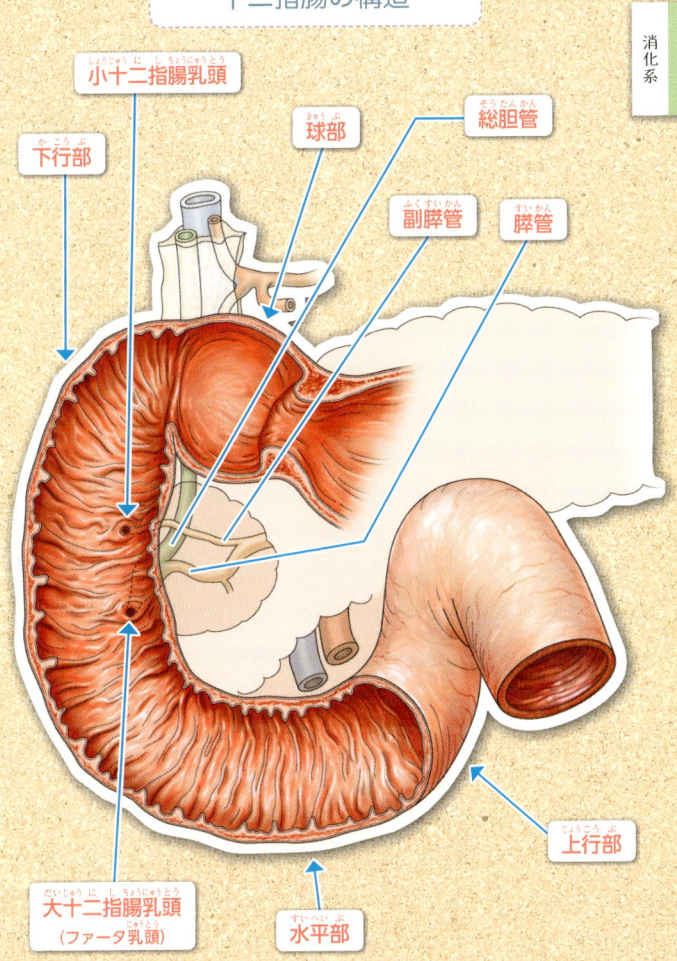

- 小十二指腸乳頭
- 球部
- 総胆管
- 下行部
- 副膵管
- 膵管
- 大十二指腸乳頭（ファータ乳頭）
- 水平部
- 上行部

消化系

小腸

しょうちょう
【small intestine】

腹腔内の中央を占める管状の消化器系器官。全長約6mで、**十二指腸**、**空腸**、**回腸**に区分される。十二指腸については別枠で説明する。**空腸**は全長約2.5mで主に左上腹部側を占める。**回腸**は全長約3mで右下腹部側を占めるが、空腸と回腸の間に明確な境界はない。小腸壁は**漿膜**、**筋層**、**粘膜**の3層で構成される。粘膜は単層円柱上皮で構成され、大きなヒダ（**輪状ヒダ**）を形成する。さらに輪状ヒダの表面には突起状の**絨毛**が分布する。これらのヒダや突起を展開すると約200㎡となり吸収面積の拡大に寄与している。絨毛の底部（**陰窩**）には**腸腺**が分布する。また、回腸粘膜下にはリンパ小節（孤立リンパ小節、集合リンパ小節）が分布する。

- **絨毛**：小腸の粘膜表面に分布する突起状の構造で、微絨毛をもつ単層円柱上皮で構成され、表面から栄養素の吸収を行う。吸収された栄養のうち、グルコースとアミノ酸は毛細血管へ、脂肪は毛細リンパ管へ送られる。

- **アウエルバッハ神経叢**：小腸粘膜下の筋層内に分布する神経叢で、消化管運動を支配する。

- **コレシストキニン**：消化管ホルモンの1つ。小腸粘膜にある内分泌細胞から分泌され胆嚢に作用し、胆汁の放出を促す。

- **リーベルキューン腺**：輪状ヒダの基部にある陰窩に分布する腸腺。この腺にある細胞の一部は増殖し、小腸上皮細胞となり表層に移動する。この移動の間に消化酵素（マルターゼ、アミノペプチターゼなど）をつくる。

- **リンパ小節**：回腸の粘膜下に存在するリンパ組織で、孤立リンパ小節と集合リンパ小節（**パイエル板**）があり、栄養とともに吸収される有害物質に対応する。

小腸の構造

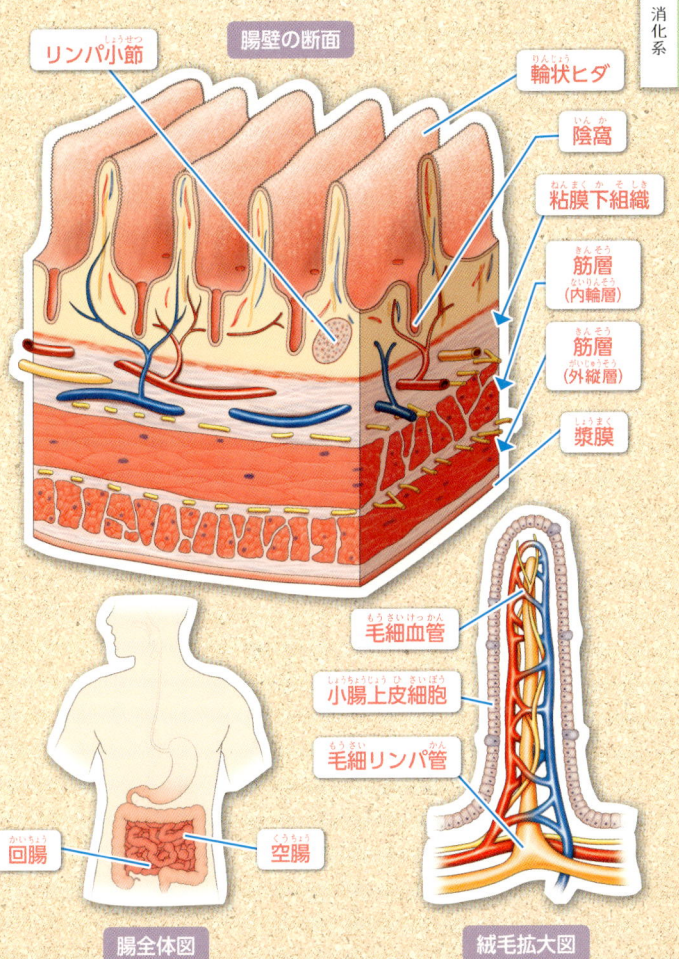

消化系

腸壁の断面

- リンパ小節
- 輪状ヒダ
- 陰窩
- 粘膜下組織
- 筋層(内輪層)
- 筋層(外縦層)
- 漿膜

絨毛拡大図

- 毛細血管
- 小腸上皮細胞
- 毛細リンパ管

腸全体図

- 回腸
- 空腸

大腸

だいちょう
【large intestine】

大腸は腹腔を1周する全長約1.5m、直径約8cmの管状の消化器系器官で、盲腸、結腸、直腸に区分される。盲腸は回腸と連絡する（回盲部）長さ約10cmの部分で、下端に虫垂が付着する。結腸は大腸の大部分を占め、上行結腸、横行結腸、下行結腸、S状結腸に区分される。このうち、上行結腸と下行結腸は後腹膜臓器に属する。直腸は大腸の末端約15cmの部分で、下端は肛門となり体外に開口する。大腸表面には縦走筋からなる結腸ヒモが存在する。大腸粘膜は小腸とは異なり絨毛は存在しない。また、粘膜には多数の杯細胞が存在する。大腸の機能はミネラルや水分を吸収し、便を形成する。

- **回盲部**：回腸と盲腸が連絡する部分で、**回盲弁**が存在し、内容物の逆流を防止する。

- **虫垂**：盲腸の下端に付着する指状の構造で、しばしば炎症（虫垂炎）を起こす。

- **結腸ヒモ**：結腸の表面にみられるヒモ状構造で、縦走筋に由来する。間膜ヒモ、自由ヒモ、大網ヒモの3つがある。このヒモにより小さなくびれができる（結腸膨起）。また、ヒモには腹膜垂と呼ばれる小さな脂肪突起が分布する。

- **腸内細菌**：大腸に常在する菌で、大腸菌、ウェルシュ菌、プロテウス菌などがある。これらの菌は食物繊維の分解やビタミンKや葉酸の産生に関わる。

- **大腸腺**：大腸に分布する腸腺で、杯細胞で構成される。アルカリ性の腸液を分泌する。

大腸の外観

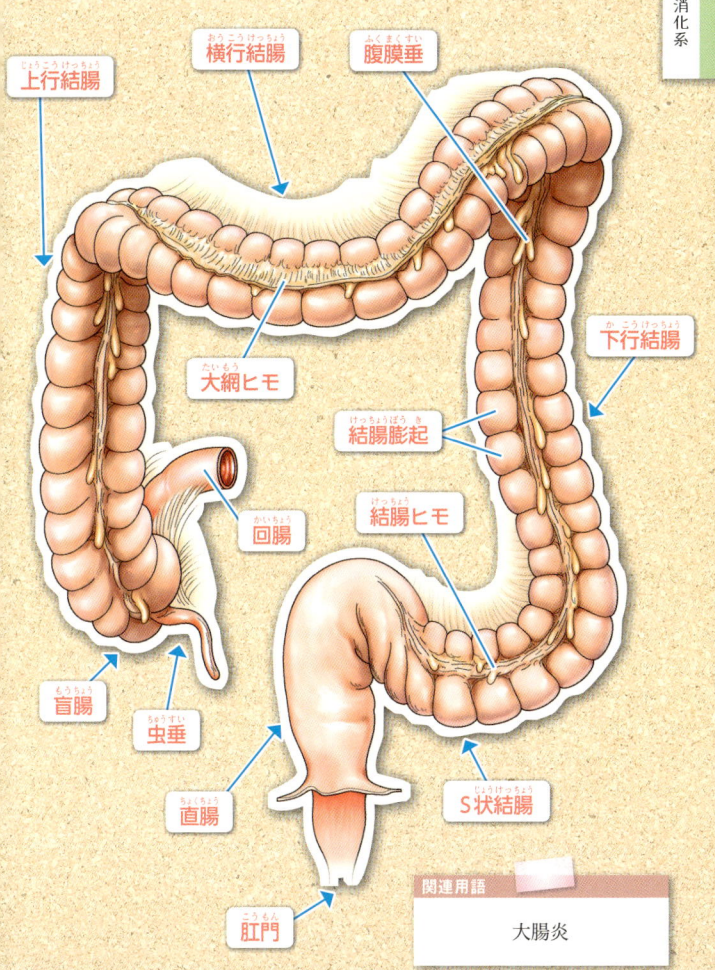

消化系

- 上行結腸(じょうこうけっちょう)
- 横行結腸(おうこうけっちょう)
- 腹膜垂(ふくまくすい)
- 下行結腸(かこうけっちょう)
- 大網ヒモ(たいもう)
- 結腸膨起(けっちょうぼうき)
- 回腸(かいちょう)
- 結腸ヒモ(けっちょう)
- 盲腸(もうちょう)
- 虫垂(ちゅうすい)
- 直腸(ちょくちょう)
- S状結腸(じょうけっちょう)
- 肛門(こうもん)

関連用語

大腸炎

直腸および肛門

ちょくちょうおよびこうもん
【rectum and anus】

大腸の末端の長さ15〜20cmの部分で、消化管の終末部にあたる。→P94 直腸では吸収機能はなくなり、便を貯留するのみとなる。下端部付近は肛門管と呼ばれ、肛門柱が分布する。この部分は痔帯といい、粘膜下に直腸静脈叢が分布する。末端は肛門となり体外に開口し、内、外の肛門括約筋が存在する。外肛門括約筋は**骨盤底筋**に属する筋である。

- **内肛門括約筋**：腸管の筋層に由来する括約筋で、自律神経に支配されているため、内容物の貯留量の増加で自然に弛緩する。→P146

- **外肛門括約筋**：骨格筋に由来する括約筋で、体性神経に支配されているため、ある程度意思によってコントロールが可能である。→P176

- **痔帯**：消化管由来の直腸が皮膚由来の肛門へ移行する部分で、粘膜が弱く、炎症を起こしやすい。

- **骨盤底筋**：骨盤底に分布する筋群で、尿道や肛門を取り巻く。**尿生殖三角**と**肛門三角**に区分される。尿生殖三角は球海綿体筋、坐骨海綿体筋、会陰横筋、尿道括約筋で構成される。肛門三角は尾骨筋、外肛門括約筋、肛門挙筋で構成される。→P110 これらの筋は陰部神経によって支配され、意識的な排尿、排便に深く関わる。

> **NOTE**
> 痔は人間に特有の疾患である。他の動物は肛門が後ろを向いているが、人間は下を向いている。このため肛門の周囲は鬱血しやすい状況となる。これが痔の原因である。

直腸と肛門の構造

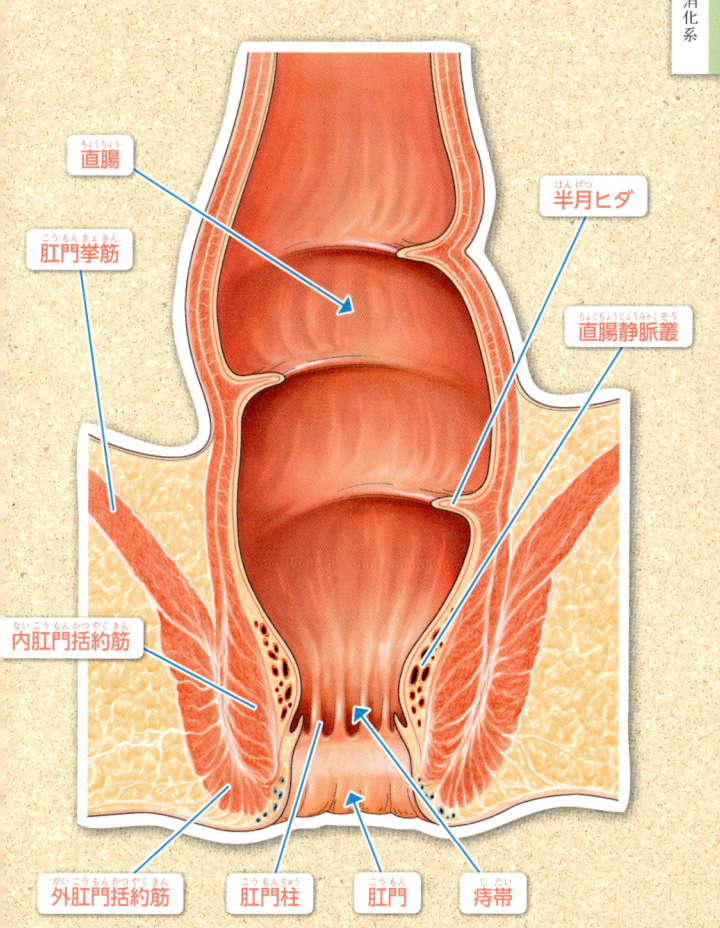

消化系

- 直腸
- 肛門挙筋
- 半月ヒダ
- 直腸静脈叢
- 内肛門括約筋
- 外肛門括約筋
- 肛門柱
- 肛門
- 痔帯

肝臓

かんぞう
【liver】

上腹部の右側、横隔膜の直下に位置する消化器系臓器。重さ1300～1500gの暗赤色をした実質性器官で、**右葉**、**左葉**、**方形葉**、**尾状葉**に区分される。上部は**肝鎌状間膜**、**肝冠状間膜**、三角間膜などで横隔膜に固定され、前部は**肝円索**により前腹壁に固定される。また、下部は**肝胃間膜**、**肝十二指腸間膜**で胃、十二指腸と結合する。後面には**下大静脈**が接しており、**肝静脈**が合流する。下面には**胆嚢**が付着し、中央部に**肝門**が存在する。肝門部には**固有肝動脈**、**門脈**、**総肝管**などが出入りする。内部は**肝小葉**の集合であり、多数の酵素が存在し、代謝機能が行われる。

- **固有肝動脈**：腹腔動脈から分かれた**総肝動脈**の分枝で、肝臓に酸素を供給する。
- **門脈**：腸管からの**上腸間膜静脈**、**下腸間膜静脈**、**脾静脈**が合流したもので腸が吸収した栄養を肝臓へ運ぶ。これを門脈循環という。
- **総肝管**：左右の肝管が合流したもので、肝臓で合成された胆汁を十二指腸へ運ぶ。**胆嚢管**と合流した後、**総胆管**と名称を変える。
- **肝円索**：肝臓と臍を結ぶ索状構造で、胎児循環の静脈管が変性したもの。
- **胆嚢**：肝臓の下面に付着する袋状の器官であり、肝臓で生成された胆汁を貯蔵する。
- **肝静脈**：肝小葉からの**中心静脈**が合流したもので、肝臓上部において**下大静脈**に注ぐ。
- **胆汁**：肝細胞で生成される黄緑色の液体で、水分、ビリルビン、胆汁酸、コレステロールなどを含む。脂肪を乳化して消化を助ける。

肝臓の外観

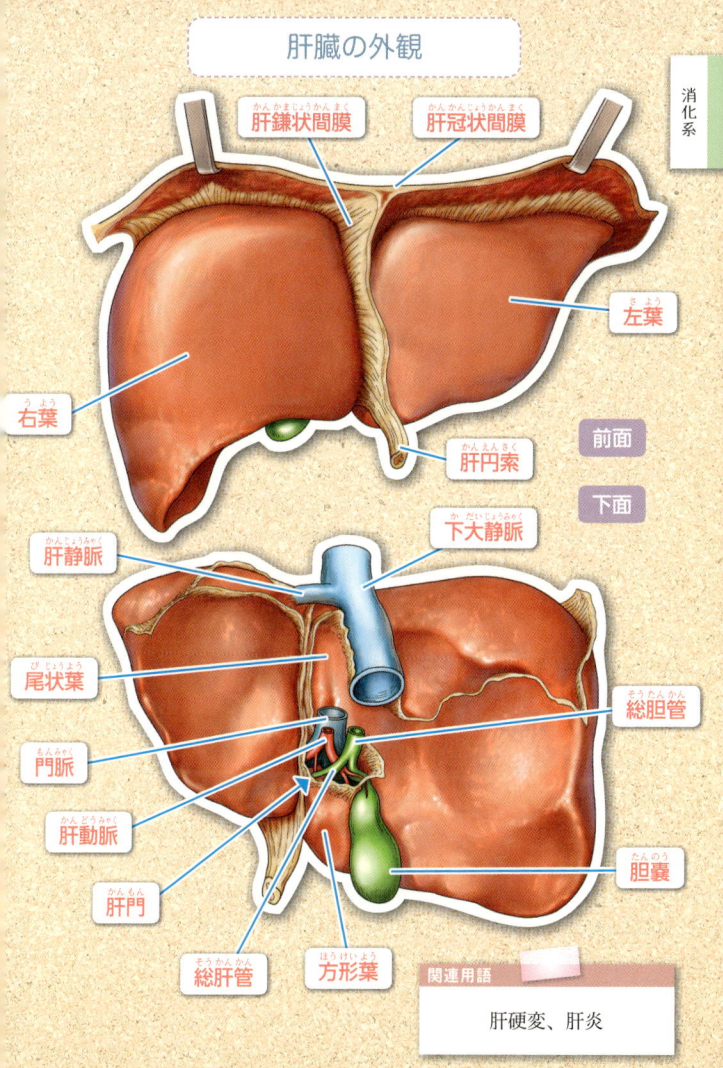

消化系

- 肝鎌状間膜
- 肝冠状間膜
- 左葉
- 右葉
- 肝円索

前面

下面

- 肝静脈
- 下大静脈
- 尾状葉
- 総胆管
- 門脈
- 肝動脈
- 胆嚢
- 肝門
- 総肝管
- 方形葉

関連用語

肝硬変、肝炎

肝小葉

かんしょうよう
【hepatic lobule】

肝小葉は肝臓の構成要素であり、六角形をした管状腺である。中心静脈(➡P98)から放射状に広がる肝細胞索、洞様血管、胆管系で構成される。肝細胞索は洞様血管から栄養や化学物質を受け取り、様々な代謝活動を行う。肝細胞で代謝を受けた物質には、洞様血管に戻り全身で利用されるもの（グルコース、血漿タンパク）(➡P48)、腎臓で排泄されるもの（尿素）(➡P106)、胆管系へ送られるもの（ビリルビン）などがある。肝細胞索を過ぎた洞様血管は中心静脈(➡P98)、肝静脈を経て下大静脈に注ぐ。また、肝細胞索は毛細胆管(➡P53)とも接しており、肝細胞から胆汁を受け、十二指腸(➡P90)へ排出する。(➡P98)

- **洞様血管（類洞）**：門脈から分岐した血管と中心静脈(➡P64)を結ぶ血管で、肝細胞索と接しており、ここで腸から送られた栄養が肝細胞に渡される。

- **クッパー細胞**：肝臓に存在するマクロファージ系の細胞で、栄養とともに吸収された毒物を貪食する。(➡P174)

- **肝細胞索**：中心静脈から放射状に分布する肝細胞の連なった円柱形の構造で、肝臓の機能の主体である。主な機能はグリコーゲンの合成・貯蔵・分解、血漿タンパクの合成(➡P48)、中性脂肪の合成・貯蔵、アミノ酸の分解、尿素の合成(**オルニチン回路**)、ホルモン・薬物の分解、ビタミンの活性化・貯蔵、胆汁の生成など多岐にわたる。(➡P98)

- **胆管系**：肝細胞索の間に存在する毛細胆管(➡P98)に始まり、胆管、肝管を経て総肝管となり、肝門部から肝臓を離脱する。その後、胆嚢に貯蔵された後に総胆管を通り十二指腸へ放出される（**大十二指腸乳頭**）。(➡P90)

肝小葉の構造

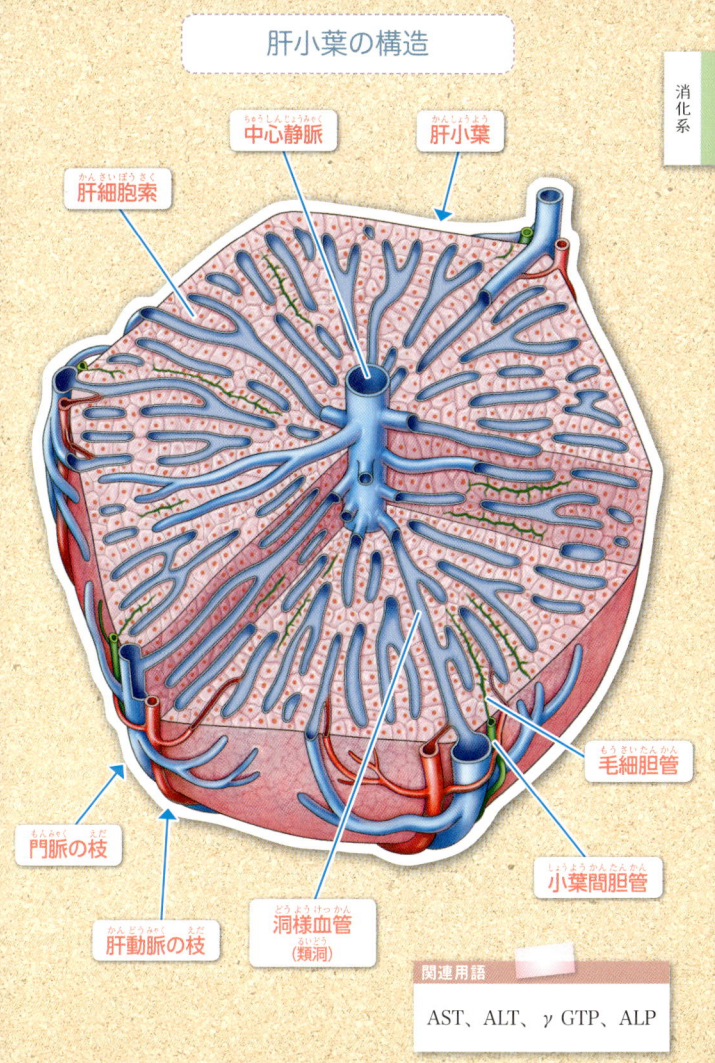

- 中心静脈（ちゅうしんじょうみゃく）
- 肝小葉（かんしょうよう）
- 肝細胞索（かんさいぼうさく）
- 毛細胆管（もうさいたんかん）
- 小葉間胆管（しょうようかんたんかん）
- 洞様血管（どうようけっかん）（類洞（るいどう））
- 肝動脈の枝（かんどうみゃくのえだ）
- 門脈の枝（もんみゃくのえだ）

関連用語

AST、ALT、γGTP、ALP

膵臓

すいぞう
【pancreas】

上腹部、胃の下面、後方で十二指腸と脾臓の間にある細長い消化器系器官で、**後腹膜臓器**に属する。長さ20～25cm、幅3～5cm、重さ約100gで、十二指腸側から**膵頭**、**膵体**、**膵尾**に区分される。中央を膵管が貫き、十二指腸に開口する（大十二指腸乳頭）。また、まれに副膵管が存在し、十二指腸の上部に開口する（小十二指腸乳頭）。内部は消化酵素を含む膵液を産生する外分泌部とホルモンを分泌する内分泌部（**ランゲルハンス島**）で構成される。

○ **膵液**：炭酸水素イオンと消化酵素を含む混合液。炭酸水素イオンは食塊に含まれる胃酸を中和する。消化酵素は糖質分解酵素でデンプンを消化し、バクガ糖に変える**アミラーゼ**（アミロプシン）、タンパク分解酵素であり腸管内で活性化されトリプシンとなる**トリプシノゲン**、脂肪分解酵素で、脂肪を脂肪酸とグリセリンに分解する**膵リパーゼ**（ステアプシン）などがある。

○ **ランゲルハンス島**：膵島とも呼ばれる。膵臓内に点在する円形の構造で、数種類の内分泌細胞（**α細胞**、**β細胞**、**δ細胞**）で構成される。

○ **グルカゴン**：膵臓ランゲルハンス島α細胞から分泌されるペプチドホルモンで、血糖値の低下が刺激となって分泌され、肝細胞に作用し、グリコーゲンを分解しグルコースに変えて血管に放出させる。結果として血中のグルコースは増加し、血糖値が上昇する。

○ **インスリン**：膵臓ランゲルハンス島β細胞から分泌されるペプチドホルモンで、このホルモンは血糖値の上昇が刺激となって分泌され、筋細胞などに作用し、グルコースの取り込みを促進するとともに、肝細胞に作用し、グルコースの**グリコーゲン**への変換を促進する。結果として血中のグルコースは減少し、血糖値は低下する。このホルモンの機能不全は糖尿病の原因となる。

膵臓とそのまわりの構造

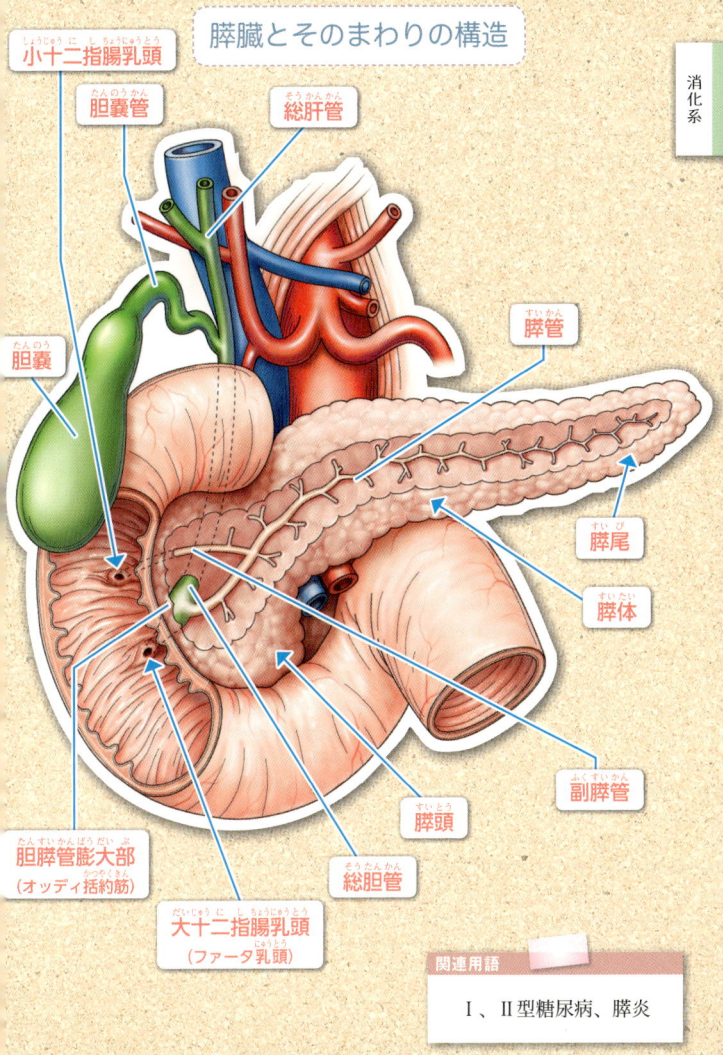

- 小十二指腸乳頭
- 胆嚢管
- 総肝管
- 胆嚢
- 膵管
- 膵尾
- 膵体
- 副膵管
- 胆膵管膨大部（オッディ括約筋）
- 大十二指腸乳頭（ファータ乳頭）
- 総胆管
- 膵頭

消化系

関連用語

Ⅰ、Ⅱ型糖尿病、膵炎

腹腔

ふくくう
【abdominal cavity】

腹部にある体腔で腹部臓器を収める。上部は横隔膜、中央は腹壁におおわれ、下端は骨盤腔に連続する。腹腔の内面には腹膜(壁側腹膜)が存在し、その一部は後腹壁で反転して、腹部臓器の表面もおおう(臓側腹膜)。この腹膜におおわれた空間を腹膜腔という。腹膜は漿膜性結合組織で構成され、1日に約7ℓの腹水を産生し、吸収している。

● **腸間膜**:腸、とくに小腸の表面をおおう臓側腹膜。後腹壁に始まり(腸間膜根)、小腸をおおい反転して戻る。また、大腸をおおう腸間膜を結腸間膜という。内部には腸へ分布する血管(腸間膜動脈、静脈)およびリンパ管が分布する。

● **網嚢**:胃の後面に位置する腹膜によって形成される盲端の袋状の構造。発生の過程で胃が90°回転することによって形成される。その入口は肝胃間膜の後にあり網嚢孔(ウィンスロー孔)といわれる。

● **後腹膜臓器**:壁側腹膜と後腹壁との間に存在する臓器の総称。十二指腸、膵臓、上行結腸、下行結腸、腎臓などが後腹膜臓器である。

● **直腸子宮窩(ダグラス窩)**:直腸と子宮の間にできる窪みで、腹腔の最も底部にあたる。女性ではこのほかに膀胱子宮窩が存在するが、男性では直腸膀胱窩のみである。

● **大網**:肝臓と横行結腸を連絡する腹膜で、小腸全体をエプロン状におおう。

腹腔の構造

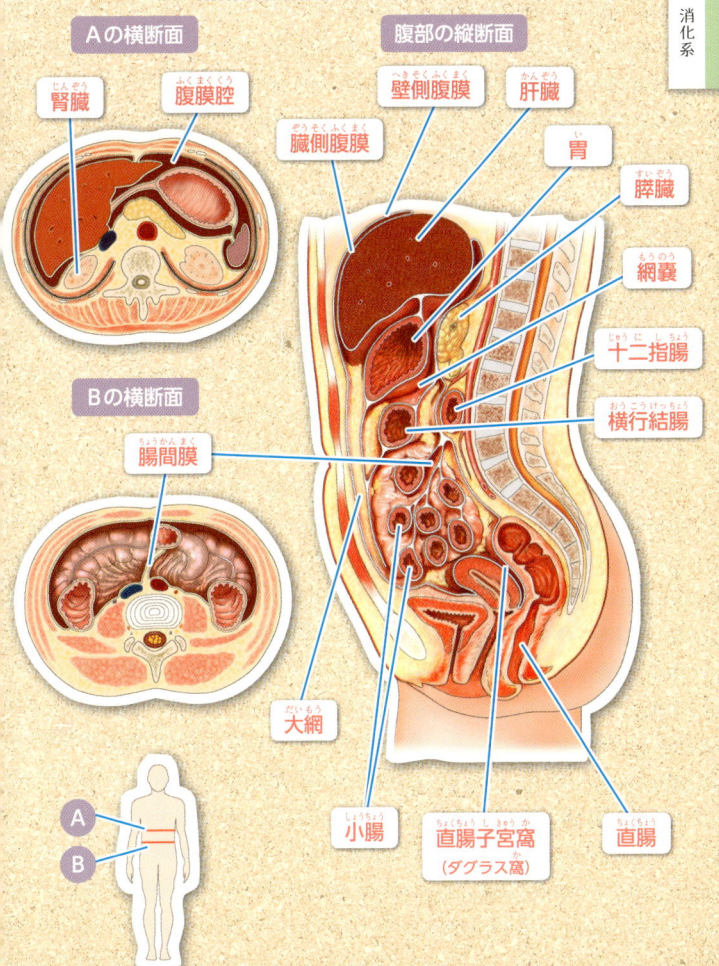

消化系

Aの横断面
- 腎臓
- 腹膜腔

腹部の縦断面
- 壁側腹膜
- 臓側腹膜
- 肝臓
- 胃
- 膵臓
- 網嚢
- 十二指腸
- 横行結腸

Bの横断面
- 腸間膜

- 大網
- 小腸
- 直腸子宮窩（ダグラス窩）
- 直腸

A
B

― 105 ―

腎臓

じんぞう
【kidney】

腹腔内の第12胸椎と第3腰椎の間にある左右1対の泌尿器系臓器。脂肪性被膜におおわれ、壁側腹膜と背筋の間に存在する（後腹膜器官）。左右で左側がやや高い位置にある。大きさは長さ約15cm、幅5cm、厚さ3cm、重さ約150gの暗赤色をした実質性器官で、皮質と髄質に区分される。形状は一方がやや凹んだ空豆形をしており、その凹んだ部分は腎門と呼ばれ、尿管、腎動脈、腎静脈が通る。内部は6〜10個の腎錐体で構成される。その機能は血液から不要な代謝産物と余分な水分を濾過し、尿を生成することである。また、体内イオンの調節も行う。

- **腎錐体**：腎内部にみられる円錐状の構造で、**ネフロン**（腎単位）の集合体であり、約100〜150万個のネフロンが存在する。錐体の先端は腎乳頭といい、腎杯におおわれる。腎乳頭には多数のネフロンの集合管が開口し、ここから腎杯へ向かって尿が滴下される。

- **腎杯**：腎杯には腎乳頭をキャップ状に包む小腎杯と数個の小腎杯が合流した大腎杯があり、大腎杯はさらに合流して腎盤（腎盂）を形成する。

- **腎盤**：**腎盂**とも呼ばれる。腎臓の内側中央にある漏斗形の構造で、数個の大腎杯が集合したもので先端は尿管へと移行し、腎臓から脱出する。

- **尿管**：腎盤と膀胱を結ぶ長さ25〜30cmの管状の構造で、3か所の生理的狭窄部（腎盤移行部、骨盤入口部、膀胱移行部）が存在する。尿管壁は平滑筋と移行上皮で構成され、自律的運動により尿を膀胱へ運搬する。

腎臓の構造

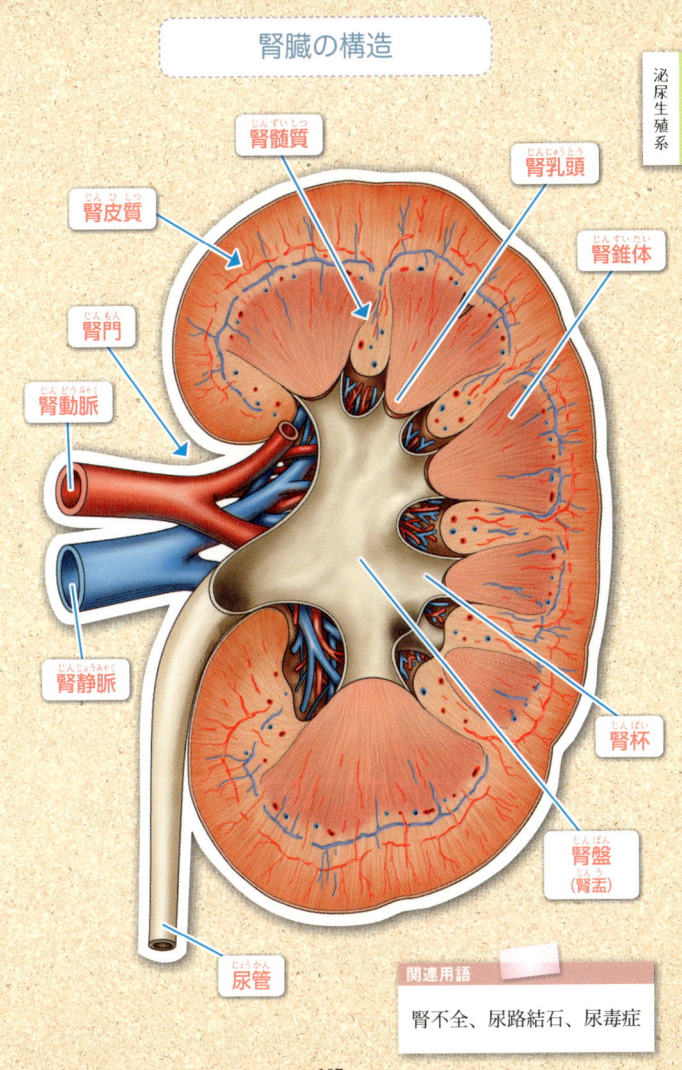

- 腎髄質
- 腎乳頭
- 腎皮質
- 腎錐体
- 腎門
- 腎動脈
- 腎静脈
- 腎杯
- 腎盤（腎盂）
- 尿管

泌尿生殖器系

関連用語

腎不全、尿路結石、尿毒症

ネフロン

ねふろん
【nephuron】

腎単位とも呼ばれ、尿を生成する腎臓の機能的構成単位である。腎小体と尿細管で構成される。腎小体は血管からできる糸球体と尿細管からできる糸球体嚢(ボウマン嚢)で構成される。糸球体は輸入細動脈と輸出細動脈の間にある毛細血管様の構造で、血液がここを通過する際に血漿の一部が濾過されてボウマン嚢に受け取られる。これを原尿という。原尿は毎分100mℓ(約150ℓ/日)ほど生成される。尿細管はさらに近位尿細管、ヘンレのループ、遠位尿細管、集合管に区分される。ここでは原尿の中で利用可能な成分や水分の再吸収、不要成分の排泄が行われ尿となる(原尿の約99%は再吸収される)。

- **近位尿細管**:ボウマン嚢からヘンレのループまでの部分で、グルコース、アミノ酸、Na、水分などが再吸収され、アンモニアが排泄される。

- **ヘンレのループ**:近位と遠位尿細管の間にある細いループ状の構造。水分が再吸収され、尿素が排泄される。

- **遠位尿細管**:ヘンレのループから集合管までの構造で、Naの再吸収、Kの排泄などが行われる。

- **集合管**:遠位尿細管が合流した構造で、先端は腎乳頭に開口する。Naと水分の再吸収が行われ、水素が排泄される(ADHの標的器官)。

- **糸球体傍装置**:糸球体に隣接する構造で、糸球体濾過圧を感知して、必要に応じてレニンを放出。また赤血球造成因子であるエリスロポエチンも分泌。

- **レニン**:糸球体傍装置から分泌されるホルモン様物質で、濾過圧の低下により分泌され、アンギオテンシノゲンをアンギオテンシンに変換して、血管の収縮を促し血圧を上昇させる。(レニン-アンギオテンシン-アルドステロン系)

ネフロンの構造

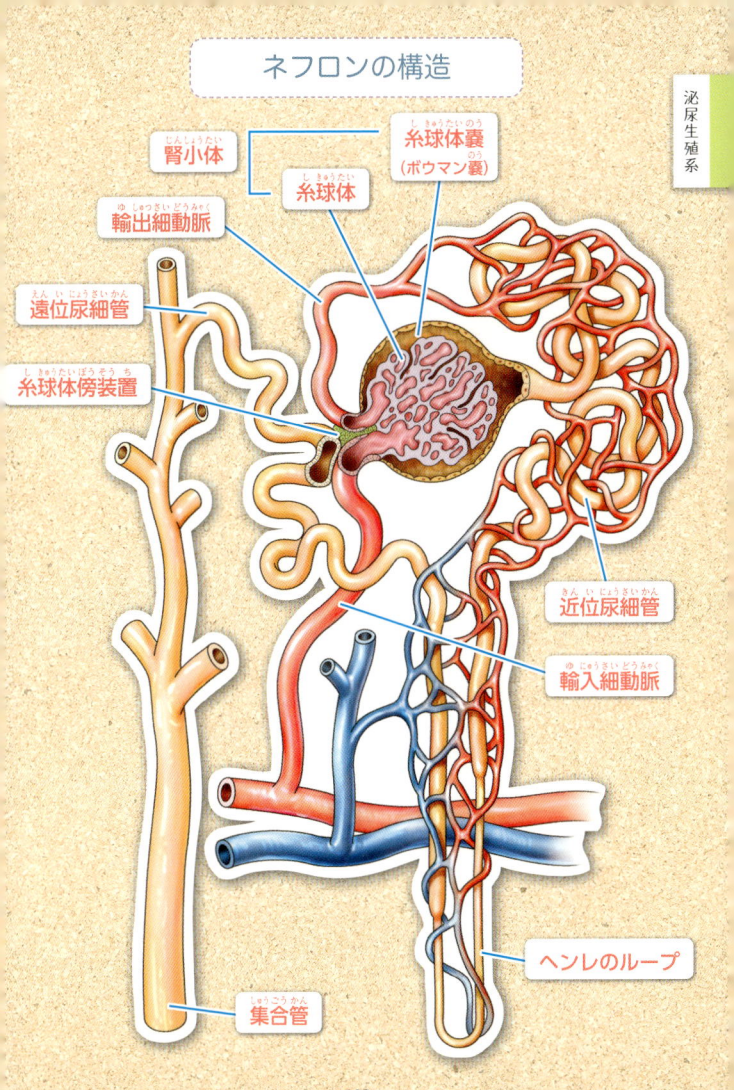

泌尿生殖系

- 腎小体（じんしょうたい）
- 糸球体嚢（しきゅうたいのう）（ボウマン嚢）
- 糸球体（しきゅうたい）
- 輸出細動脈（ゆしゅつさいどうみゃく）
- 遠位尿細管（えんいにょうさいかん）
- 糸球体傍装置（しきゅうたいぼうそうち）
- 近位尿細管（きんいにょうさいかん）
- 輸入細動脈（ゆにゅうさいどうみゃく）
- ヘンレのループ
- 集合管（しゅうごうかん）

膀胱

ぼうこう
【urinary bladder】

骨盤腔内の前部、恥骨の後面にある、杯形（空虚時）から楕円形（充満時）をした袋状の泌尿器系器官。壁は粘膜、筋層、漿膜で構成される。粘膜は**移行上皮**で構成されており、この上皮の厚さの変化により内容積は約350ccから約800ccまで変化する。筋層は平滑筋で構成され、この筋の収縮により排尿が行われる（**排尿筋**）。また、尿道口付近の筋は肥厚して括約筋を形成する（**膀胱括約筋**、**内括約筋**）。後面下部には左右１対の**尿管口**があり、**尿管**が連絡する。底部には１個の**内尿道口**があり、尿道へ連絡する。この１対の尿管口と１個の内尿道口により**膀胱三角**が形成される。

- **尿道**：膀胱と体表を連絡する尿の通路。**外尿道口**は男女とも外生殖器部分（男性：陰茎先端、女性：膣前庭）に開口する。男性は陰茎内を通過するため長さは16〜18cmであるが、女性では3〜4cmである。
- **移行上皮**：膀胱の内面をおおう上皮で、厚さが変化する。
- **膀胱三角**：膀胱下部にみられる構造で、１対の**尿管口**と１つの**内尿道口**を結ぶ。この部分の上皮は移行上皮ではなく、収縮しないことにより尿の出口の閉鎖を防ぐ。
- **膀胱括約筋**：**内括約筋**ともいう。膀胱壁の平滑筋に由来する筋で、内尿道口を取り巻く。自律神経に支配され、尿量の増加により自然と開放する。
- **尿道括約筋**：尿道の途中にある括約筋で、骨盤底筋に由来する。体性神経に支配され、随意的な排尿が可能である。

膀胱の構造

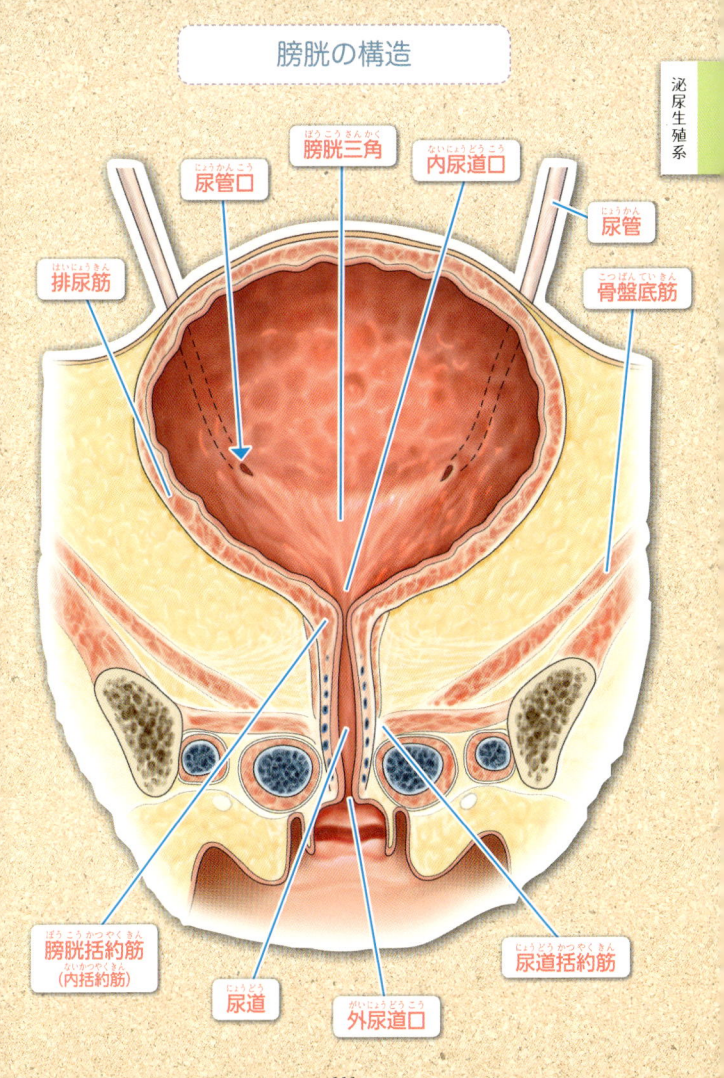

- 尿管口
- 膀胱三角
- 内尿道口
- 尿管
- 排尿筋
- 骨盤底筋
- 膀胱括約筋（内括約筋）
- 尿道
- 外尿道口
- 尿道括約筋

泌尿生殖系

精巣

せいそう
【testis】

陰嚢内にある左右1対の男性生殖器官。長さ3〜4cm、幅約1.5cmの楕円形をした器官で、**精細管**と間質で構成される。精細管は直径約1.5mmの細い管で、精巣内には約600mもの精細管が存在する。精細管はステージの異なる**精細胞**、**精子**および**支持細胞（セルトリ細胞）**の集合体である。間質は結合組織、血管、**間質細胞（ライデッヒ細胞）**で構成される。精巣は元々腹腔内に形成されるが、発生の過程で下降し、陰嚢内に収まる。 ➡P104

- **精細胞**：精細胞は男性の生殖細胞であり、精祖細胞、精母細胞、精子細胞に区分される。精祖細胞は造精細胞であり、精子細胞は最終的に変形して精子となる。精細胞は各段階を経る途中で、**減数分裂**を行い、染色体を半減させる。 ➡P170

- **精子**：男性の配偶子。頭部、中間部、尾部で構成される。頭部は濃縮された核であり、遺伝子が存在する。中間部はミトコンドリアがあり、女性生殖管内を遊泳する時のエネルギーをつくる。尾部は可動性のある鞭毛であり遊泳に機能する。 ➡P168 ➡P170 ➡P168

- **間質細胞**：間質にある細胞でライデッヒ細胞ともいわれる。男性ホルモンを合成する。

- **男性ホルモン**：**アンドロゲン**ともいう。精巣の間質で形成されるステロイドで、その代表は**テストステロン**である。テストステロンは精子形成の促進や筋におけるタンパク合成を促進する。

- **支持細胞（セルトリ細胞）**：精子に栄養を供給し、保育を行う。

精巣の構造

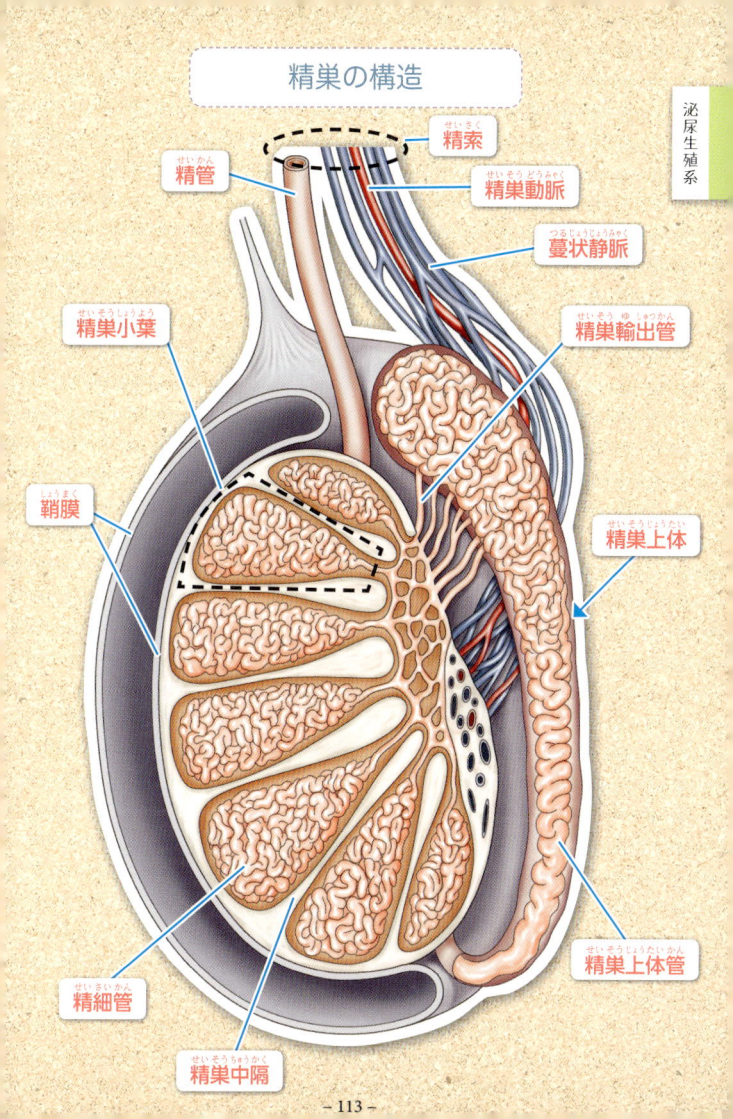

- 精索
- 精管
- 精巣動脈
- 蔓状静脈
- 精巣小葉
- 精巣輸出管
- 鞘膜
- 精巣上体
- 精細管
- 精巣上体管
- 精巣中隔

泌尿生殖系

男性生殖付属器官 だんせいせいしょくふぞくきかん【male reproductive accessory organ】

男性の生殖付属器官には、精子の通路となる器官と精液を産生する器官とが存在する。精子の通路としては、**精巣上体**➡P112、**精管**➡P113、**精嚢**、**射精管**、**陰茎**などがあり、精液の産生器官としては**前立腺**、**尿道球腺**がある。

- **精巣上体**：精巣に密着する三日月形の器官。精子の成熟に関わる器官といわれている。➡P112

- **精管**：精巣上体と体内の精嚢➡P113を結ぶ管状の器官。精索内にあり、鼠径管➡P38を通り体内に侵入する。

- **精嚢**：膀胱の下面後方にある袋状の器官で、精液の産生と精子の一時的な貯蔵を行う。➡P110

- **前立腺**：膀胱の直下にある実質性の器官。中央を尿道が貫き、その真中➡P110に精管から連続する**射精管**が開口する。ここから先の尿道は、尿と精子の共通の通路となる。前立腺自体はヒアルロン酸を含む**精液**を産生する。

- **陰茎**：男性の外生殖器。精子と尿の共通の通路である。陰茎の先端は亀頭とよばれ、**外尿道口**が開口する。陰茎には1対の**陰茎海綿体**と1個の**尿道海綿体**が存在する。尿道海綿体の中央を尿道が貫く。

- **尿道球腺**：カウパー腺ともよばれる。陰茎の基部にあり、尿生殖角膜にもれている。アルカリ性の強い精液を産生する。これは酸性の膣内で精子を保護する作用がある。➡P118

男性下腹部の構造

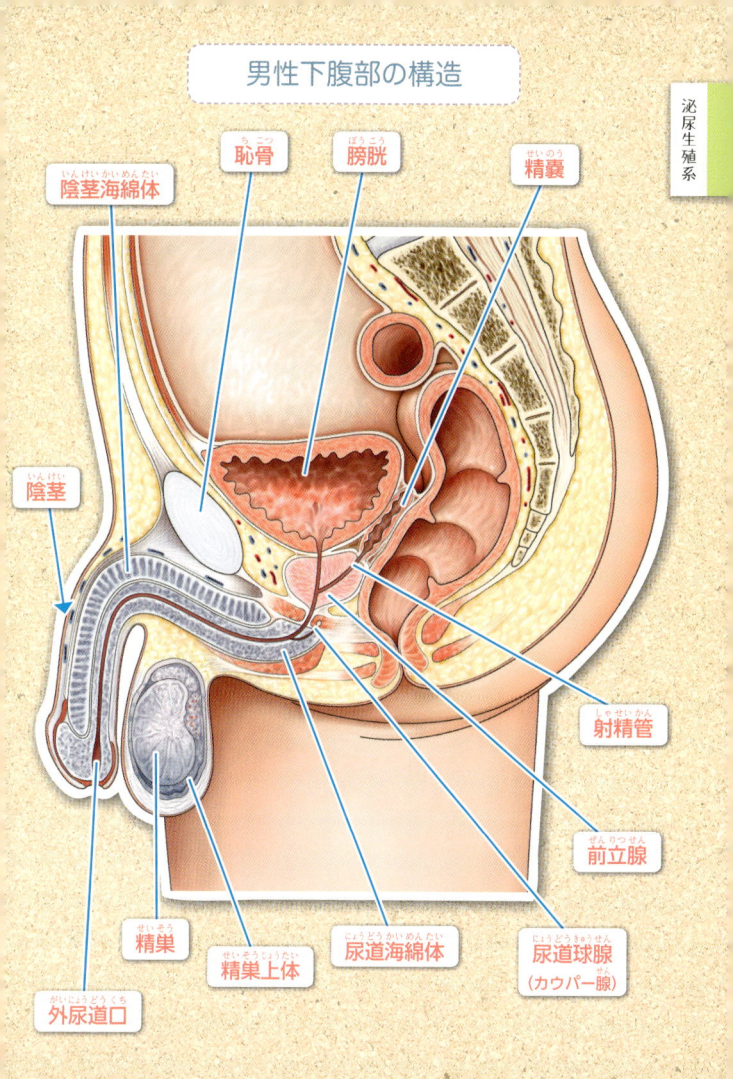

- 陰茎海綿体（いんけいかいめんたい）
- 恥骨（ちこつ）
- 膀胱（ぼうこう）
- 精嚢（せいのう）
- 陰茎（いんけい）
- 射精管（しゃせいかん）
- 前立腺（ぜんりつせん）
- 精巣（せいそう）
- 精巣上体（せいそうじょうたい）
- 尿道海綿体（にょうどうかいめんたい）
- 尿道球腺（にょうどうきゅうせん）（カウパー腺）
- 外尿道口（がいにょうどうこう）

泌尿生殖系

卵巣

らんそう
【ovary】

骨盤腔内にある左右1対の楕円形の生殖器系器官。女性の性腺で、長さ約3cm、幅約1.5cm。皮質と髄質で構成され、卵巣堤索と固有卵巣索で固定される。ステージの異なる卵胞細胞の集合体。卵胞は卵細胞と卵胞上皮細胞で構成され、卵細胞は卵子となり、卵胞上皮細胞はエストロゲンの合成を行う。排卵を終えた卵胞は、赤体を経て黄体となりプロゲステロンを分泌する。妊娠が成立すると黄体は維持されるが、しないと機能を停止し、委縮して白体となる。

- **卵胞**：卵細胞と卵胞上皮で構成される。卵巣内に約100万個存在するが、女性の一生で排卵される卵は約400個である。性周期にともない、原始卵胞から成熟卵胞（グラーフ卵胞）へと移行する。

- **卵細胞**：女性の配偶子で卵子ともいう。卵胞内で性周期にともない成熟し、減数分裂を進行させるが、減数分裂を完了させるのは受精後である。

- **卵胞上皮**：卵細胞を取り巻く細胞層。原始卵胞では1層であるが、卵胞の成熟にともない増殖して重層となる。卵細胞に栄養を供給するとともに、ステロイドホルモンの合成を行う。

- **エストロゲン**：エストロゲンは卵巣ホルモンの総称で、エストラジール、エストリオール、エストロンに区分される。ステロイドホルモンの1つで、卵胞上皮細胞から分泌され、卵胞の発育や子宮粘膜の増殖に作用する。

- **プロゲステロン**：黄体ホルモンともいう。ステロイドホルモンの1つで、黄体から分泌され、子宮粘膜の維持に作用する。

- **黄体**：排卵を終えた卵胞から形成される構造で、プロゲステロンを分泌する。妊娠が成立しないときは、黄体は分泌を停止・委縮して白体となる。

卵巣とそのまわりの構造

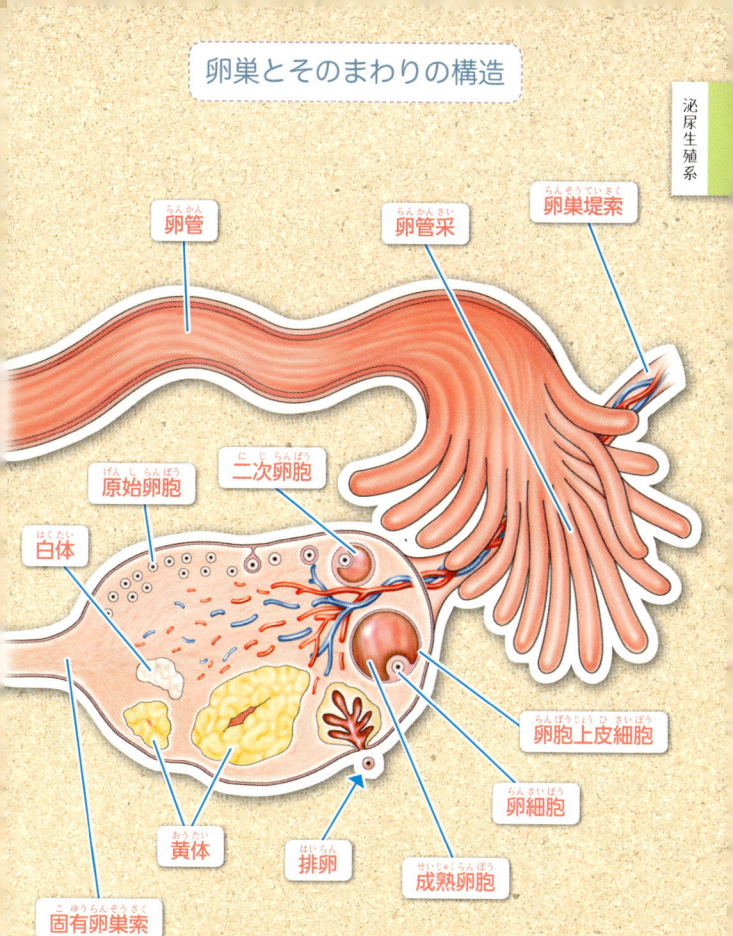

泌尿生殖系

- 卵管
- 卵管采
- 卵巣堤索
- 原始卵胞
- 二次卵胞
- 白体
- 卵胞上皮細胞
- 卵細胞
- 黄体
- 排卵
- 成熟卵胞
- 固有卵巣索

子宮

しきゅう
【uterus】

骨盤腔内のほぼ中央にある生殖器系器官。膀胱と直腸の間に位置し、両器官との間に2か所の陥凹が形成される。前の陥凹を**膀胱子宮窩**、後の陥凹を**直腸子宮窩（ダグラス窩）**という。子宮は**子宮広間膜**でつつまれ、**子宮仙骨靱帯**、**子宮円索**などで骨盤壁に固定される。形状は洋梨形で、上から**子宮底**、**子宮体**、**子宮頸**に区分される。内部には**子宮腔**が存在し、底部に左右から**卵管（卵管子宮口）**が連絡する。頸部は子宮腔が狭くなることから**子宮頸管**と呼ばれ、下端は**外子宮口**となって**腟**と連絡する。子宮壁は、外側から**子宮外膜**、**子宮筋層**、**子宮内膜**で構成される。内膜はさらに**基底層**と**機能層**に区分される。

- **基底層**：子宮内膜の底部にあり、機能層を生み出す幹細胞が存在する。

- **機能層**：子宮内膜の基底層上部にあり、性周期に対応して増殖・肥厚する。この増殖にともない**子宮腺**や**らせん動脈**も増殖する。機能層は受精卵の着床部位であり、受精が起こらないと脱落する。これが**月経**である。

- **卵管**：子宮から左右に伸びる管状の器官。**卵管漏斗**、**卵管膨大部**、**卵管峡部**に区分される。卵管漏斗の先端は指状の突起をもつ**卵管采**となり、卵巣をつつむように腹腔に開口する。卵管膨大部は卵管の中央よりやや外側にある膨らんだ部分で、卵子と精子の**受精部位**である。卵管峡部は子宮と連絡する。卵管の内面には線毛が分布しており、卵管采で受け取った卵子を卵管膨大部へと運搬する。

- **腟**：女性の交接器であり、産道ともなる。子宮と体表を結ぶ管状の構造で、体表に開口する腟口は陰唇でおおわれる。腟壁は重層扁平上皮で構成され、グリコーゲンを多く含む。グリコーゲンは分解されて乳酸を形成し、腟を酸性に保つことで抗菌を行う。

女性生殖器の構造

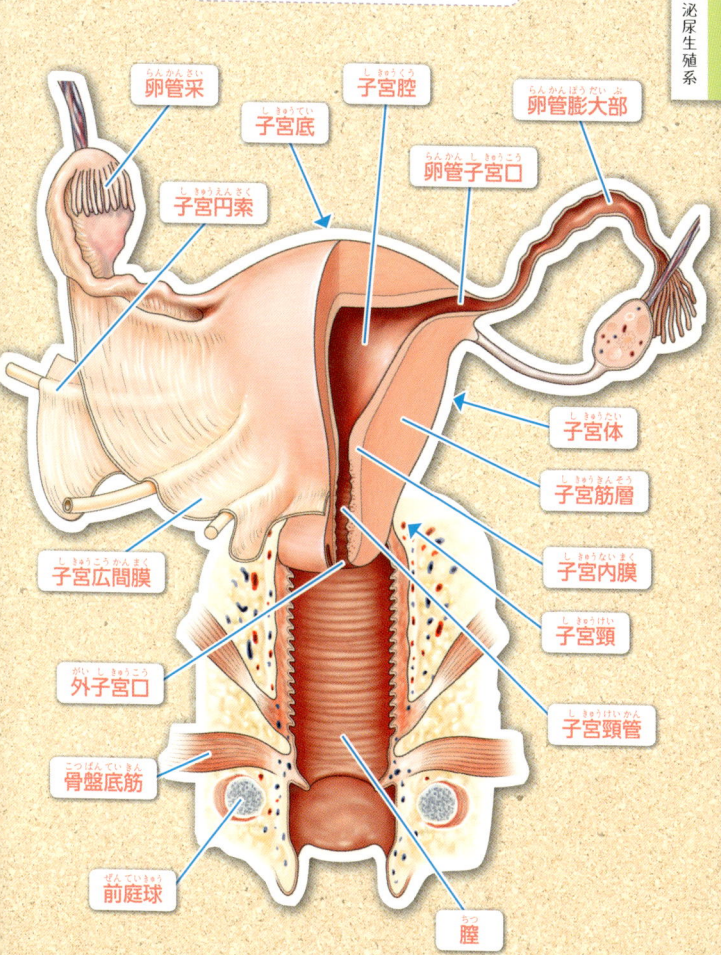

- 卵管采（らんかんさい）
- 子宮底（しきゅうてい）
- 子宮腔（しきゅうくう）
- 卵管膨大部（らんかんぼうだいぶ）
- 卵管子宮口（らんかんしきゅうこう）
- 子宮円索（しきゅうえんさく）
- 子宮体（しきゅうたい）
- 子宮筋層（しきゅうきんそう）
- 子宮広間膜（しきゅうこうかんまく）
- 子宮内膜（しきゅうないまく）
- 子宮頸（しきゅうけい）
- 外子宮口（がいしきゅうこう）
- 子宮頸管（しきゅうけいかん）
- 骨盤底筋（こつばんていきん）
- 前庭球（ぜんていきゅう）
- 腟（ちつ）

泌尿生殖系

人体発生

じんたいはっせい
【development of human life】

人間は精子と卵子が合体した受精卵に始まる。受精は卵管膨大部で起こり、その後、卵割を行い2細胞から桑実胚期を経て**胚盤胞**となる。この間に受精卵は卵管から子宮へも移動し、子宮内膜に**着床**する（受精後5～6日）。着床した胚盤胞は栄養膜と内細胞塊で構成され、栄養膜は胎盤形成に関与し、内細胞塊は胎児となる。胚盤胞はさらに発生過程を進行し、**外胚葉**、**中胚葉**、**内胚葉**が形成される（受精後4週）。その後、各胚葉から人体を構成する各臓器が形成される。

- **卵割**：受精卵の細胞分裂。2細胞期、4細胞期を経て**桑実胚**に至る。初期の卵割で形成される細胞は全能性（どんな細胞にもなれる能力）があるが、卵割が進行すると細胞の運命は徐々に決定される。

- **胚盤胞**：発生5～6日目の胚子。外側をおおう栄養膜と内部の内細胞塊および原始胚盤腔で構成される。栄養膜は、子宮内膜に侵入する**栄養膜合胞体**と絨毛膜となる**栄養膜細胞層**で構成され、**胎盤**を形成する。内細胞塊は羊膜と胚盤葉となり、胚盤は外、中、内胚葉を形成する。また、胚胞腔は**卵黄嚢**となる。

- **羊膜**：内細胞塊の一部から形成され、羊水を産生して胚子を保護する。

- **外胚葉**：胚葉の最外層で胚子を取り巻き、一部が陥入して神経管を形成する。表皮や神経系の原基となる。

- **中胚葉**：神経管の両側にできた細胞塊から分化し、真皮、骨、筋系を形成する。また、循環器系、泌尿器系および生殖器系器官の原基となる。

- **内胚葉**：胚葉の最も下層にある細胞で腸などの消化器系や呼吸器系器官の原基となる。

受精初期の流れ

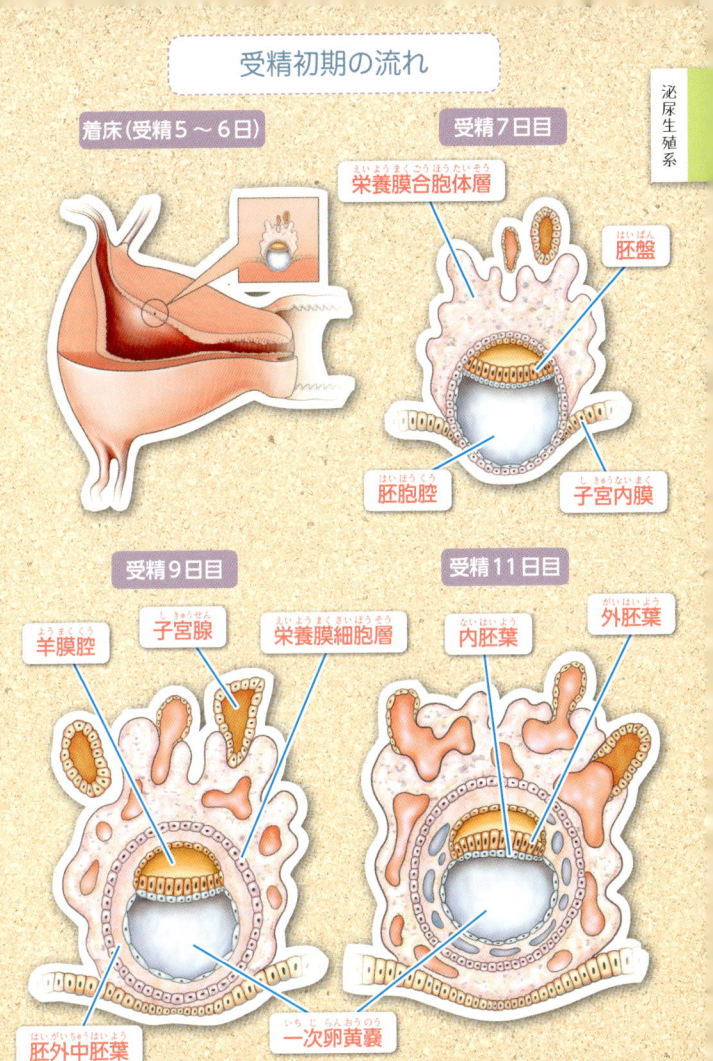

泌尿生殖系

着床(受精5〜6日)

受精7日目

- 栄養膜合胞体層
- 胚盤
- 胚胞腔
- 子宮内膜

受精9日目

- 羊膜腔
- 子宮腺
- 栄養膜細胞層
- 胚外中胚葉
- 一次卵黄嚢

受精11日目

- 内胚葉
- 外胚葉

大脳（外形）

だいのう（がいけい）
【cerebrum】

大脳は脳の中で最も大きく、他の脳をおおう。大脳は**大脳縦裂**により左右の**大脳半球**に区分されており、それぞれ**右脳**、**左脳**という。左右の大脳半球では機能がやや異なる。**左脳**には合理的な情報処理、右半身の運動、主たる言語の中枢があり、**右脳**には情緒的な情報処理、左半身の運動、補完的な言語の中枢がある。大脳表面は多数の溝（脳溝）があり、表面積を拡大させ、ニューロンの数を増大させる。このうち、大きな溝として中心溝と外側溝が認められる。 ➡P179
また、後部には溝のやや浅い頭頂後頭溝が存在する。これらにより大脳は前頭葉、頭頂葉、側頭葉、後頭葉に区分され、さまざまな機能中枢が分布している。

- **前頭葉**：大脳の前部、中心溝より前にある。運動、言語、創造、思考、意思などを司る**一次運動野**（**中心前回**）、**運動性言語野**（ブローカ野）、**前頭連合野**などが存在する。

- **頭頂葉**：大脳の上部にあり、全身の痛覚や触覚を司る**体性感覚野**（中心後回）が存在する。

- **側頭葉**：大脳の外側、外側溝より下にある。聴覚野、記憶野、**感覚性言語野**（ウェルニッケ野）などが存在する。

- **後頭葉**：大脳の後部にあり、視覚野、視覚連合野、視覚性言語野などが存在する。

- **辺縁葉**：脳の内部にある古い皮質に属する葉。扁桃体、海馬、帯状回などで構成され、視床下部と連携して本能行動に関わる自律神経系の機能を支配する。 ➡P124 ➡P124 ➡P126 ➡P146

大脳の外観

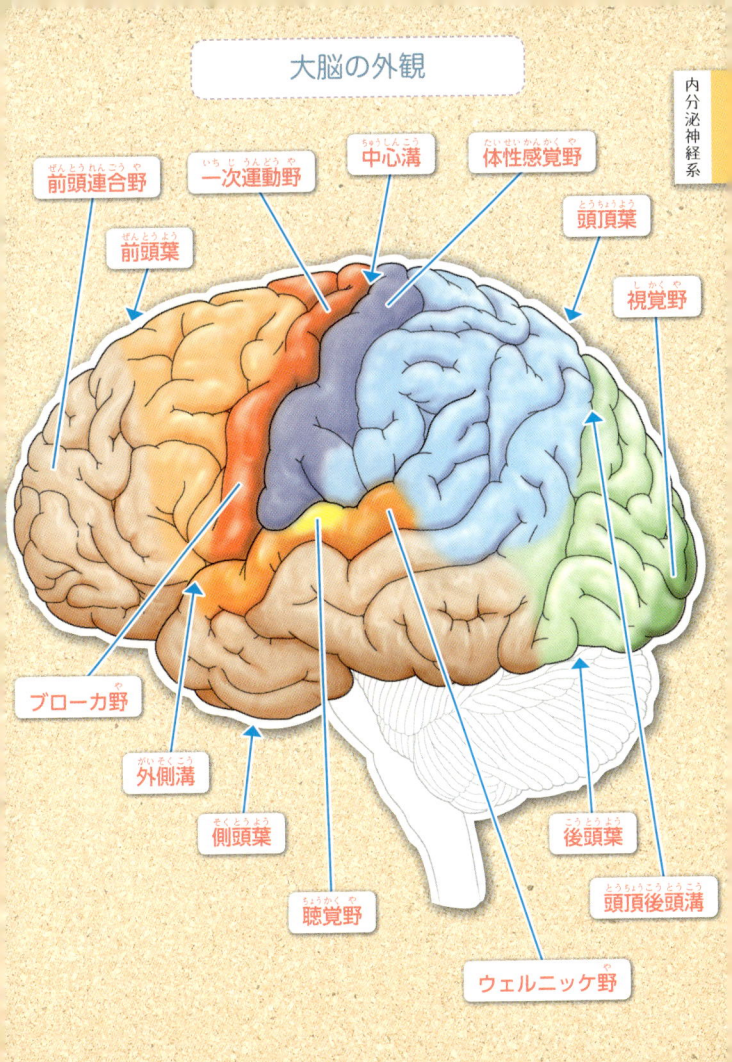

内分泌神経系

- 前頭連合野
- 前頭葉
- 一次運動野
- 中心溝
- 体性感覚野
- 頭頂葉
- 視覚野
- ブローカ野
- 外側溝
- 側頭葉
- 聴覚野
- ウェルニッケ野
- 後頭葉
- 頭頂後頭溝

大脳（内形）

だいのう（ないけい）
【inner structure of cerebrum】

大脳の内部は、**皮質**と**髄質**に区分される。**皮質**（灰白質）は大脳表面に分布し、ニューロンの細胞体の存在部位であり、いわゆる機能中枢が分布する。**髄質**（白質）は大脳の内側に存在し、ニューロンの軸索突起（神経線維）の存在部位である。また、中央部には**大脳基底核**、**内包**、**脳梁**などの構造が分布し、中心に**脳室**（側脳室、第3脳室）が存在する。側脳室は透明中隔により左右に分かれ、その上部には**脳弓**が存在する。さらに、側頭葉の深部には**島**と呼ばれる部分が存在する。

- **大脳基底核**：**尾状核**、レンズ核、扁桃体、前障で構成され、中脳の黒質や赤核とともに骨格筋の不随意運動（**錐体外路系**）に関わる。
- **内包**：大脳のほぼ中央にある「く」の字形の帯状構造。上位と下位の中枢を連絡する投射線維（錐体路、錐体外路など）の通路である。
- **脳梁**：脳室の天蓋にあり、左右の大脳半球を結ぶ交連線維。
- **脳室**：神経の中心管から形成される。**側脳室**、第3脳室、中脳水道、第4脳室が存在する。側脳室は左右の大脳半球内に広がり、**脳弓**と**透明中隔**により2分される。内部には**脈絡叢**が存在し、**脳脊髄液**の産生を行う。室間孔（モンロー孔）により第3脳室と連絡する。第4脳室は小脳の下部、延髄との間にあり、正中口と外側口によってクモ膜下腔と連絡する。
- **脈絡叢**：脳室内にあり、上衣細胞と毛細血管で構成される。1日約**500mℓ**の脳脊髄液を産生する。
- **脳弓**：海馬と視床下部を連絡する伝導路であり、咀嚼、嚥下、摂食などの機能に深く関わる。
- **海馬**：側頭葉内部にあり、記憶に関わる。

大脳内部の構造

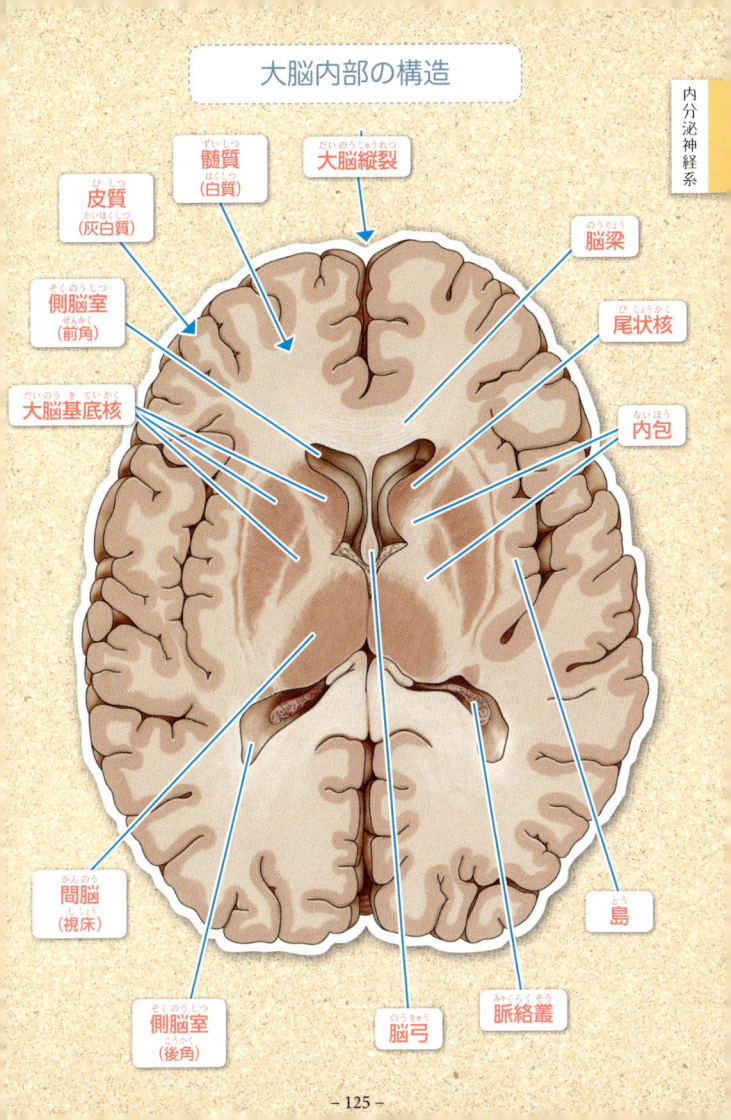

- 髄質（白質）
- 大脳縦裂
- 皮質（灰白質）
- 脳梁
- 側脳室（前角）
- 尾状核
- 大脳基底核
- 内包
- 間脳（視床）
- 側脳室（後角）
- 脳弓
- 脈絡叢
- 島

内分泌神経系

— 125 —

間脳

かんのう
【diencephalon】

脳の中心部分に存在し、大脳におおわれる。視床と視床下部で構成される。視床は間脳の上部にあり、末梢から送られてくる様々な感覚情報の中継核が存在する。視床下部は間脳の下部にあり、漏斗で下垂体と連絡する。視床下部には本能行動に関わる自律神経系の機能中枢が多数存在する。ちなみに、視床下部は内分泌系の最高中枢であり、下垂体前葉を支配する放出–抑制系ホルモンが分泌される。このため視床下部と下垂体の間には下垂体門脈系と呼ばれる血管系が存在する。視床下部では、下垂体後葉から分泌される下垂体後葉ホルモン（バソプレシン、オキシトシン）の合成も行われる。なお、視床の上部後端には松果体が存在する。

- **視床下部**：視床下部には自律神経系の中枢が存在する。具体的には、摂食、口渇、情動、性行動、体温調節、日内リズムの中枢と、内分泌系の中枢が存在する。

- **放出–抑制系ホルモン**：視床下部からは様々な放出系ホルモンが分泌され、内分泌器官の調節を行う。その分泌はフィードバック機構により調節される。例えば、**Gn-RH**は**FSH**刺激により合成されたエストロゲンの血中濃度上昇を感知して分泌され、**LH**の分泌を促す。

- **バソプレシン**：視床下部視索上核で形成され下垂体後葉から分泌されるホルモンで、腎臓に作用し水分の再吸収を促す。

- **オキシトシン**：視床下部室傍核で形成され下垂体後葉から分泌されるホルモンで、子宮筋に作用して分娩を促す。

- **松果体**：メラトニンを産生し、睡眠リズムの調節に関わる。

- **乳頭体**：自己保存や種族保存に関わる中枢が存在する。

間脳の構造

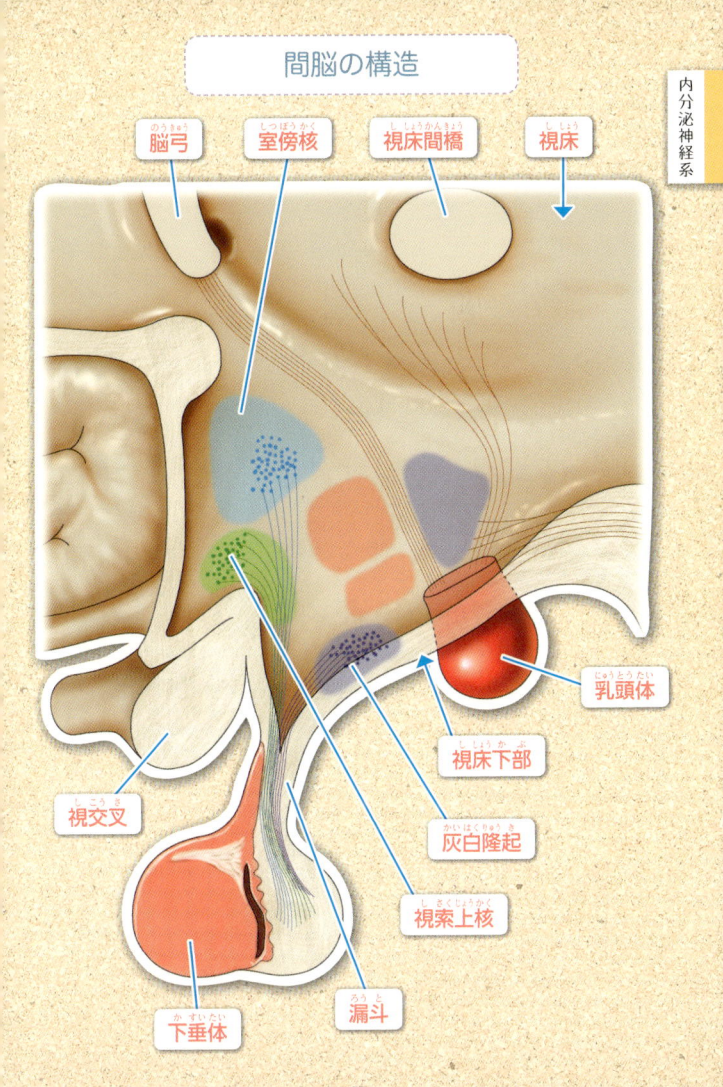

内分泌神経系

- 脳弓
- 室傍核
- 視床間橋
- 視床
- 乳頭体
- 視床下部
- 灰白隆起
- 視索上核
- 視交叉
- 下垂体
- 漏斗

脳幹

のうかん
【brain stem】

脳幹は生命維持に直結する様々な機能中枢が存在する部位で、中脳、橋、延髄で構成される。**中脳**は大脳の直下にあり、上部中央に中脳水道が存在する。上部には上丘、下丘があり、内部には赤核、黒質が存在する。**大脳脚**は中脳下部にある投射線維の通路である。**橋**は小脳の直下にあたる部分で、呼吸調節中枢が存在する。**延髄**は脳の最後部にあたる部分で、脊髄に連絡する。ここには生命の維持に関わる中枢が存在する。また、ここには錐体が存在し、伝導路が交差している。

注：間脳の一部を脳幹に含める場合もある。
➡P126

●**中脳**：被蓋、中脳蓋、大脳脚で構成される。中脳蓋には赤核や黒質が存在し、錐体外路系の中継核として機能する。中央上部に中脳水道が存在する。中脳には対光反射中枢、眼球運動の中枢、体勢の保持中枢などが分布する。黒質でのドーパミン分泌不全は、**パーキンソン病**の原因となる。

●**橋**：**中脳**と**延髄**の間にあり、外側には小脳と連絡する小脳脚が存在する。小脳脚には上位および下位中枢と小脳を連絡する複数の神経路が通る。内部上方には神経核が分布しており、持続性吸気中枢、呼吸調節中枢、排尿中枢が存在する。内部下方は複数の神経路が通る。

●**延髄**：脳の最も後部にあり、脊髄につながる。上部は第4脳室で底であり、下部には錐体が存在する。この付近で皮質脊髄路が左右で交差する。内部上方には迷走神経系の神経核が分布し、自律神経系の中枢を構成する（生命中枢）。内部下方は神経路が通り、錐体交差や毛帯交差が存在する。

●**網様体**：中脳から延髄にかけて分布する構造で、睡眠や覚醒に関与するといわれている。

脳幹の構造

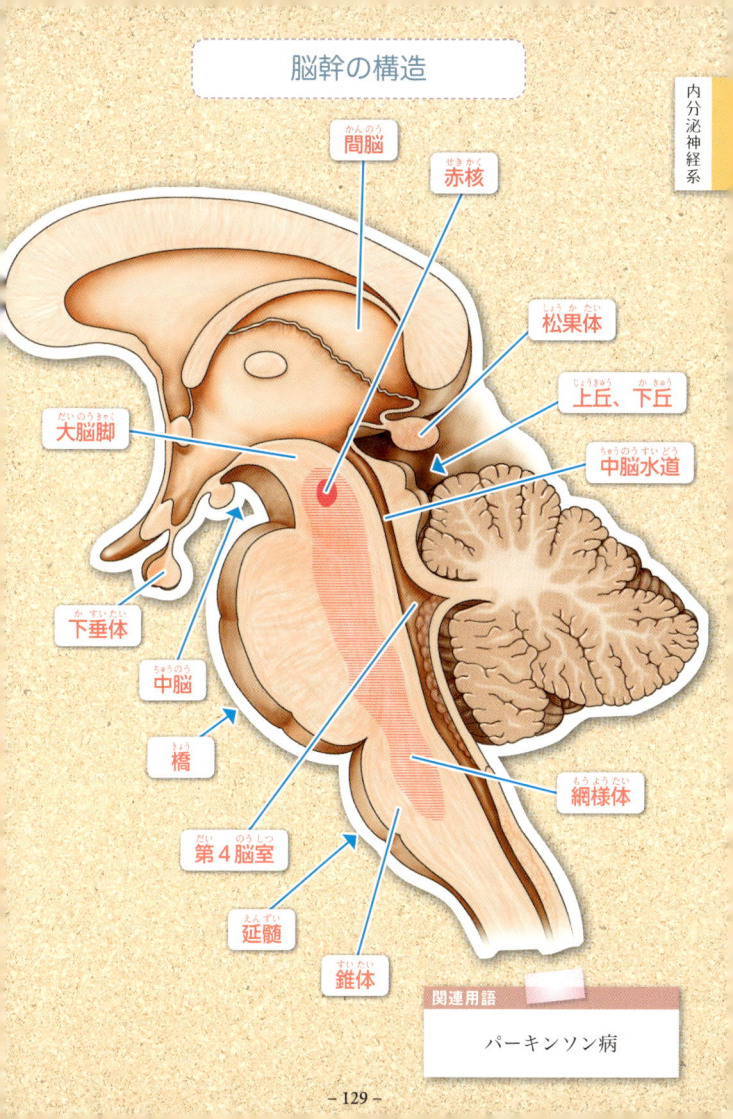

- 間脳
- 赤核
- 松果体
- 上丘、下丘
- 中脳水道
- 大脳脚
- 下垂体
- 中脳
- 橋
- 第4脳室
- 延髄
- 錐体
- 網様体

内分泌神経系

関連用語

パーキンソン病

小脳

しょうのう
【cerebellum】

大脳の後下部、後頭葉の直下に位置する脳で、左右の小脳半球と虫部によって構成される。小脳半球はさらに四角葉、単葉、上半月葉、下半月葉に区分される。表面は大脳同様に多数の溝が分布し、表面積を拡大している。内部は灰白質と白質で構成される。灰白質は、表面に分布する小脳皮質と中央に位置する小脳核に区分される。小脳皮質には**プルキンエ細胞**と呼ばれる大型のニューロンが存在する。白質は小脳樹と小脳脚に区分される。**小脳脚**は他の中枢や末梢からの筋運動に関わる様々な情報が通る部分で、小脳に送られて処理される。小脳は学習した運動パターンが記憶される部位である。小脳の下部には第4脳室が存在する。

- **小脳脚**：上、中、下の3部分に区分され、大脳、脳幹、脊髄との間で筋運動に関わる情報を伝達する。
- **運動調節中枢**：錐体路や錐体外路から送られてくる運動命令に、筋紡錘や腱紡錘から送られてくる情報、さらには視覚情報や平衡感覚情報を統合して、運動の調節を行う。
- **平衡感覚中枢**：内耳の平衡感覚器から送られてくる情報を受けて筋の収縮を調節し、身体のバランスを保つ。
- **深部感覚中枢**：筋紡錘や腱紡錘からの情報を受けて、その情報を赤核などに送り、運動における筋収縮のバランスを調節する。
- **プルキンエ細胞**：かなり大型のニューロンで、多数の樹状突起をもつ。
- **第4脳室**：小脳と延髄の間に位置し、**中脳水道**と**脊髄中心管**を連絡する。ここには第4脳室正中口と外側口があり、ここから脳脊髄液がクモ膜下腔に流出する。

小脳の構造

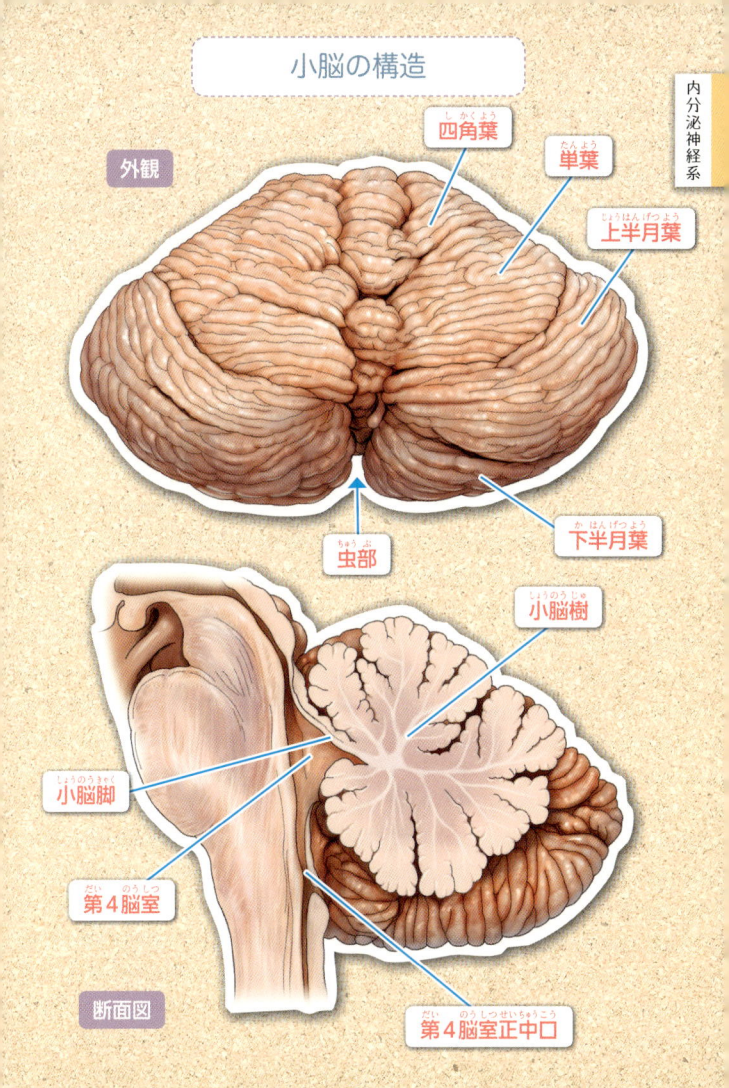

内分泌神経系

外観

- 四角葉
- 単葉
- 上半月葉
- 下半月葉
- 虫部

断面図

- 小脳樹
- 小脳脚
- 第4脳室
- 第4脳室正中口

脊 髄

せきずい
【spinal cord】

中枢神経系の一部で、脊柱管内を走る全長約45cm、太さ約2cmの細長い器官。大後頭孔の高さに始まり、第1腰椎の高さに終わる。途中に2か所の膨らんだ部分(**頸膨大**、**腰膨大**)があり、末端は**脊髄円錐**と**馬尾**が存在する。脊髄自体はL1の高さで終わるが、髄膜は仙骨部まで達するため、L1より下には馬尾のみが存在する部位が形成される。この部位は臨床的に腰椎穿刺(L3の高さ)に用いられる。脊髄は上から**頸髄**、**胸髄**、**腰髄**、**仙髄**、**尾髄**に区分され、31対の**脊髄神経**を出す。脊髄神経はその分布領域が決まっており、これを**皮節(デルマトーム)**という。

- **頸膨大**:上肢帯および上肢の皮膚や筋に分布する多数の脊髄神経の神経細胞体が存在する。ここからの神経が腕神経叢を形成する。
- **腰膨大**:下肢帯および下肢の皮膚や筋に分布する多数の脊髄神経の神経細胞体が存在する。ここからの神経が腰仙骨神経叢を形成する。
- **脊髄神経**:脊髄から出る末梢神経で、**頸神経**(8対)、**胸神経**(12対)、**腰神経**(5対)、**仙骨神経**(5対)、**尾骨神経**(1対)に区分される。脊髄神経は前根と後根が合流したもので、椎間孔を通って末梢へ分布する。また、後根の基部には**脊髄神経節**があり、感覚ニューロンの細胞体が存在する。その後、前枝と後枝に分かれる。脊髄神経は**体性神経**(運動神経と感覚神経)で構成されるが、一部に交感性神経も含まれる。
- **脊髄円錐**:脊髄下端の円錐状の構造で、先端は終糸となる。
- **馬尾**:脊髄円錐から下方に伸びる脊髄神経の束によって形成される。
- **皮節(デルマトーム)**:人体は体節ごとに支配する神経が決まっており、これをパターン化したものが皮節である。

脊髄の分布

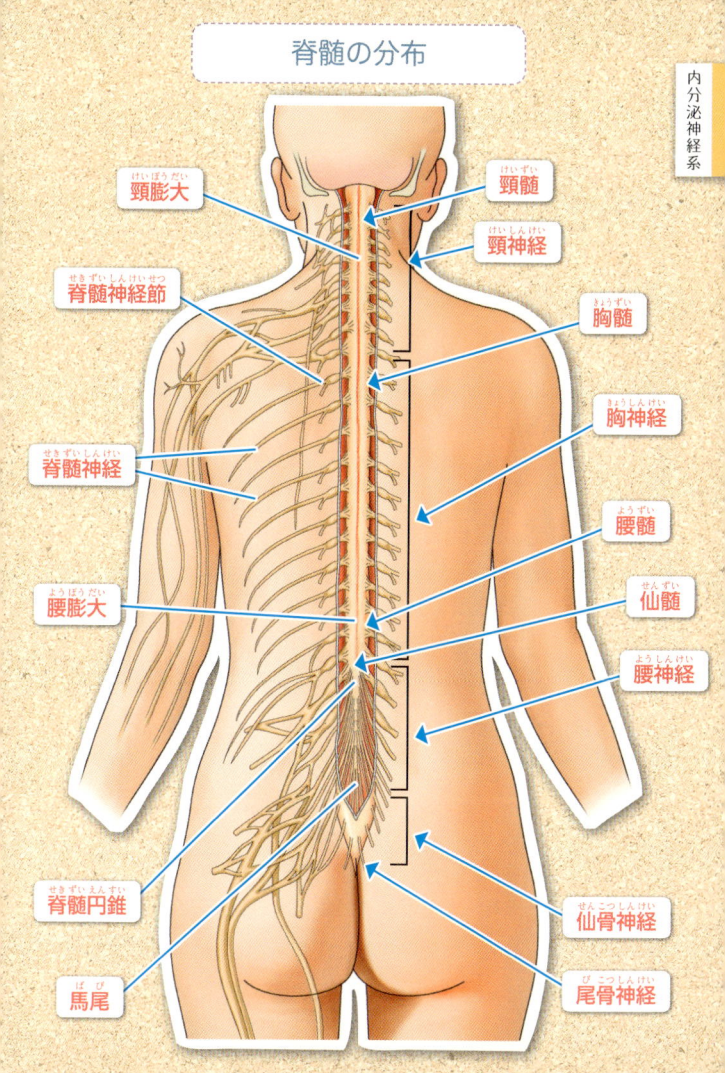

- 頸膨大(けいぼうだい)
- 頸髄(けいずい)
- 頸神経(けいしんけい)
- 脊髄神経節(せきずいしんけいせつ)
- 胸髄(きょうずい)
- 胸神経(きょうしんけい)
- 脊髄神経(せきずいしんけい)
- 腰髄(ようずい)
- 仙髄(せんずい)
- 腰膨大(ようぼうだい)
- 腰神経(ようしんけい)
- 脊髄円錐(せきずいえんすい)
- 仙骨神経(せんこつしんけい)
- 馬尾(ばび)
- 尾骨神経(びこつしんけい)

内分泌神経系

脊髄（内形）

せきずい（ないけい）
【inner structure of spinal cord】

脊髄の断面は楕円形をしており、前後に2つの切れ込みが存在する。前を**前正中裂**、後を**後正中溝**という。内部は灰白質と白質で構成され、中心に**中心管**が存在する。灰白質は内側にみられるH形をした構造で、**前角**、**側角**、**後角**に区分される。**前角**からは運動ニューロンの神経線維が出ており、これが脊髄神経の**前根**となる。**後角**には感覚ニューロンの神経線維である脊髄神経の**後根**が結合する。また、後根の途中には**脊髄神経節**が存在する。側角には自律性ニューロンがあり、脊髄反射の中枢となる。白質は外側をおおう部分で、**前索**、**側索**、**後索**に区分され伝導路となる。

- **前角**：運動ニューロン細胞体の集合体で、脊髄を下降してきた運動ニューロンは、ここでニューロンを乗り換えて効果器へ分布する。運動ニューロンの神経線維は**前根**となり**後根**と結合した後、**脊髄神経**となり全身に分布する。

- **後角**：感覚ニューロン細胞体の集合で、末梢から上向してきた感覚ニューロンが連絡する。感覚ニューロンの一部がここで乗り換えて中枢へ向かう。

- **側角**：自律神経性ニューロンが存在する部位で、胸髄と腰髄では交感神経の中枢が存在する。また、仙髄では副交感神経の中枢が存在する。

- **前索**：脊髄の前部にある白質で、下行路では前皮質脊髄路、被蓋脊髄路、前庭脊髄路が通り、上行路では前脊髄視床路が通る。

- **側索**：脊髄の外側にある白質で、下行路では外側皮質脊髄路、赤核脊髄路などが存在し、上行路では外側脊髄視床路、脊髄小脳路が通る。

- **後索**：薄束と楔状束に区分され、上行性の神経路（後索路）が通過する。

- **反射弓**：脊髄には屈曲反射や伸展反射の中枢があり、反射弓が形成される。

脊髄の構造

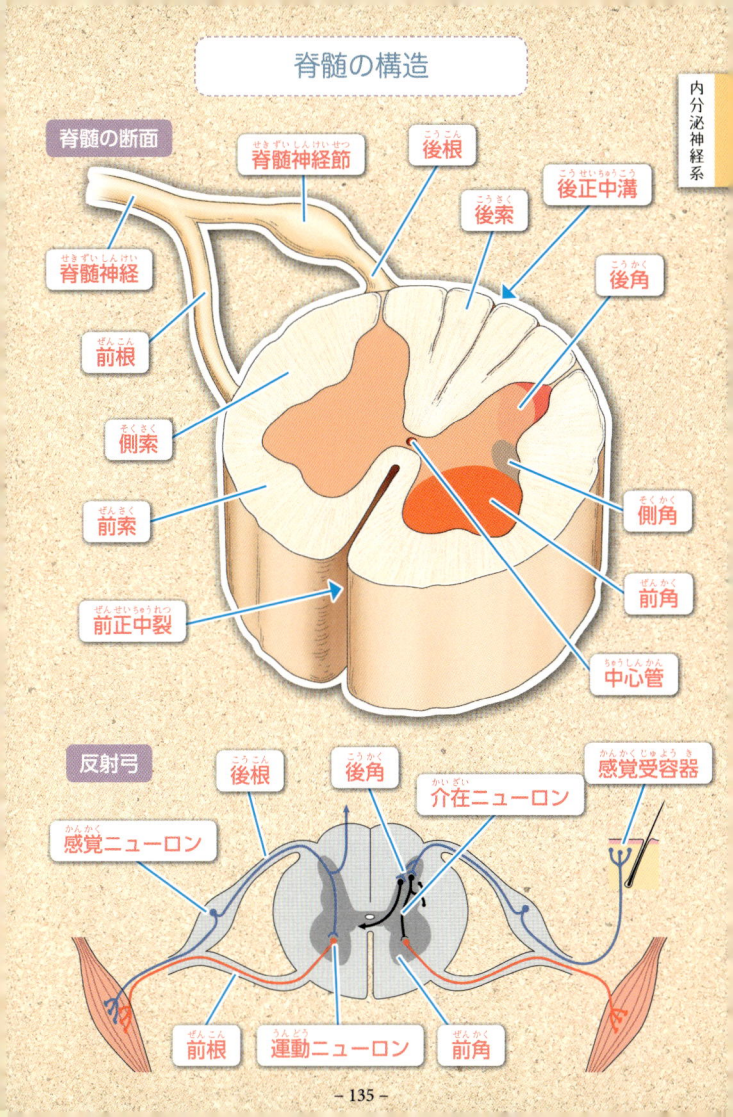

内分泌神経系

脊髄の断面

- 脊髄神経節
- 後根
- 後正中溝
- 後索
- 後角
- 脊髄神経
- 前根
- 側索
- 前索
- 側角
- 前角
- 前正中裂
- 中心管

反射弓

- 後根
- 後角
- 介在ニューロン
- 感覚受容器
- 感覚ニューロン
- 前根
- 運動ニューロン
- 前角

髄膜

ずいまく
【meninx】

中枢神経系をおおう膜構造で、**硬膜**、**クモ膜**、**軟膜**の3層で構成される。**硬膜**は最外層をおおう結合組織性の二重膜で、大脳鎌、小脳鎌、小脳テントで構成される。**脳硬膜**では2枚の間に**硬膜静脈洞**が存在する。また、硬膜には感覚神経が分布しており、頭痛の原因となる。**クモ膜**は結合組織が豊富な層で、硬膜との間に**硬膜下腔**、軟膜との間に**クモ膜下腔**を形成する。クモ膜下腔は脳脊髄液で満たされており、外的衝撃から脳を保護する。クモ膜の一部は硬膜静脈洞に突出する**クモ膜顆粒**を形成する。軟膜は脳、脊髄の表面に密着する結合組織性の膜である。
➡P132

● **硬膜静脈洞**：脳の静脈からの還流を受け、内頸静脈に注ぐ静脈様構造。上矢状静脈洞、横静脈洞、静脈洞交会、S状静脈洞などがある。また、脳脊髄液の還流も行う。
➡P155

● **クモ膜下腔**：クモ膜と軟膜の間にできる空洞で、クモ膜小柱が網目状に分布する。この構造が「クモの巣」のようにみえたためクモ膜の名称がついた。この腔には多数の血管が存在しており、これらの血管の破裂はクモ膜下出血の原因となる。なお、クモ膜下腔は脳脊髄液で満たされるが、これは第4脳室にある正中口、外側口から供給され、クモ膜顆粒により**硬膜静脈洞**に排出される。
➡P131

● **硬膜上腔**：脳では硬膜と頭蓋骨は密着しており、間にスペースは存在しない。脊髄では硬膜と椎骨の間にわずかなスペースがあり、脂肪組織で満たされている。これを**硬膜上腔**（硬膜外腔）という。硬膜外麻酔はこのスペースに麻酔薬を注入する。

髄膜の構造

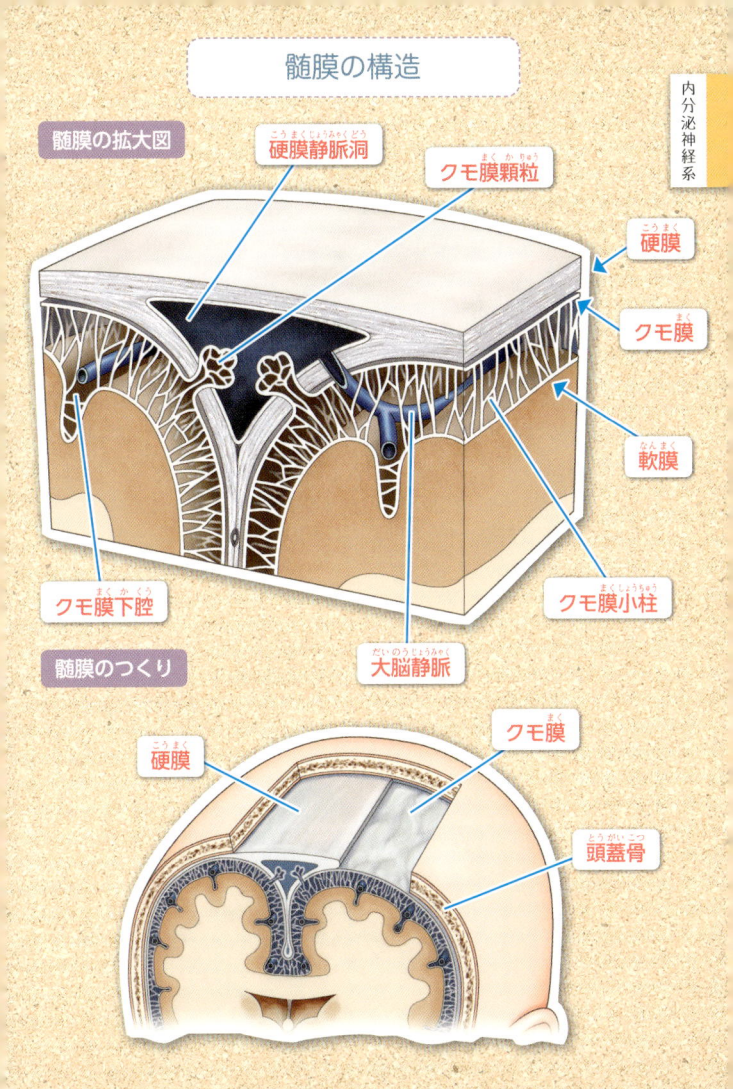

内分泌神経系

髄膜の拡大図

- 硬膜静脈洞
- クモ膜顆粒
- 硬膜
- クモ膜
- 軟膜
- クモ膜下腔
- 大脳静脈
- クモ膜小柱

髄膜のつくり

- 硬膜
- クモ膜
- 頭蓋骨

- 137 -

伝導路 (下行路)

でんどうろ(かこうろ)
【transmission pathway (descending tract)】

神経における情報伝導の経路で<u>下行路</u>と<u>上行路</u>に大別される。**下行路**は、脳にある機能中枢(中心前回)に始まり、脳内(内包)を下行し、下位中枢(延髄や脊髄)においてニューロンを乗り換えて末梢の筋へ分布する経路であり、運動命令を伝達する。<u>錐体路</u>と<u>錐体外路</u>に区分される。

● **錐体路系**：**皮質脊髄路**と**皮質延髄路**に区分される。**皮質脊髄路**は大脳皮質の一次運動中枢に始まり、内包を通り、延髄(錐体)において反対側に交叉し、脊髄の側索を通り、脊髄前角で運動ニューロンに乗り換える経路(**外側皮質脊髄路**)と延髄で交叉せずに前索を通り、運動ニューロンに乗り換える経路(**前皮質脊髄路**)が存在する。いずれも末梢の筋の随意運動に関与する。**皮質延髄路**は一次運動野から脳幹に分布する脳神経系の運動核に至る経路で、眼球運動、表情運動、咀嚼運動、嚥下運動、発声、構音などの機能を支配する。

● **錐体外路系**：大脳皮質の運動中枢に始まり、大脳基底核、中脳(赤核、黒質)などを経由し、そこで視覚や平衡感覚から来る情報と統合して末梢の筋に分布する経路で、運動における筋収縮のバランスなどを自動的に調節する。例えば、キャッチボールなどでは視覚情報と統合して距離感や方向性を定めて筋の収縮を調節する。<u>赤核脊髄路</u>、被蓋脊髄路、<u>前庭脊髄路</u>などがある。

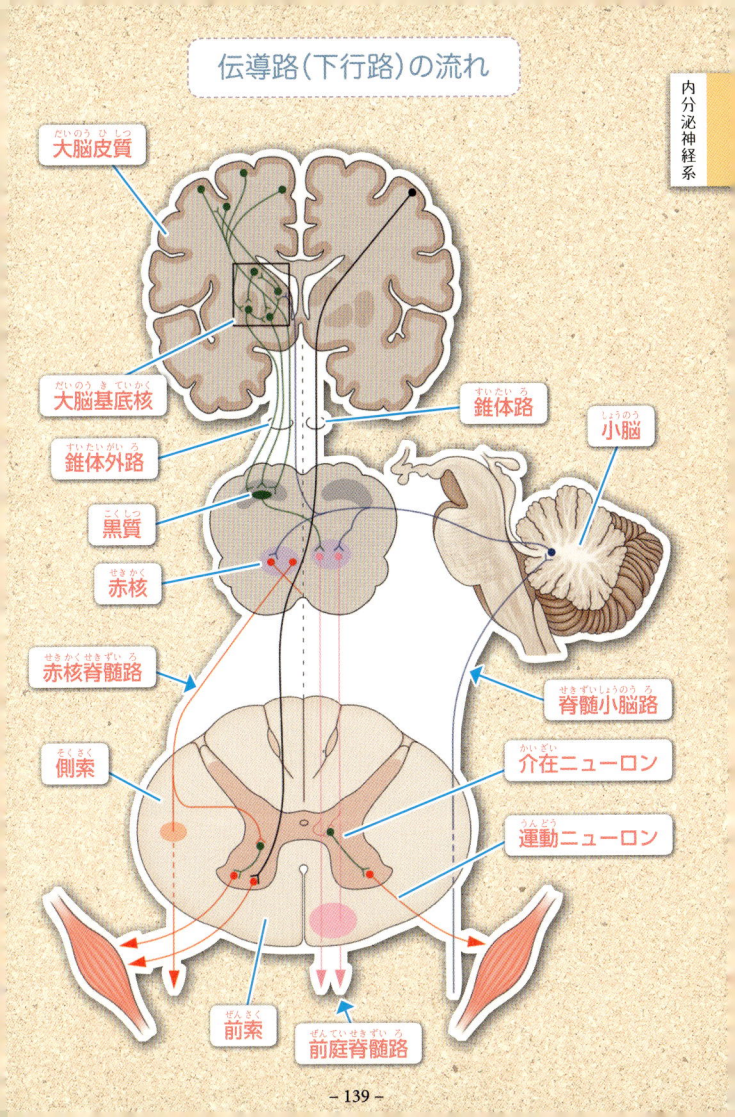

伝導路（下行路）の流れ

内分泌神経系

- 大脳皮質
- 大脳基底核
- 錐体外路
- 黒質
- 赤核
- 錐体路
- 小脳
- 赤核脊髄路
- 脊髄小脳路
- 側索
- 介在ニューロン
- 運動ニューロン
- 前索
- 前庭脊髄路

伝導路（上行路）

でんどうろ（じょうこうろ）
【transmission pathway (ascending tract)】

上行路は、感覚器からの感覚情報を中枢へ伝えるための経路。視覚、聴覚、味覚、嗅覚などの特殊感覚を伝える経路と、全身から一般感覚を伝える経路がある。**後索路**、**脊髄視床路**、**脊髄小脳路**などがある。 ➡P139

- **視覚路**：視覚情報を伝える経路。網膜で受容した情報は、視神経を通って視交叉で半交叉した後、視床（外側膝状体）を経由して大脳後頭葉に送られる。 ➡P165 ➡P165 ➡P127 ➡P123

- **聴覚路**：聴覚情報を伝える経路。コルチ器で受容した情報は、内耳神経（蝸牛神経）を通り、視床（内側膝状体）を経由して大脳側頭葉に送られる。 ➡P166 ➡P167 ➡P123

- **平衡感覚路**：平衡感覚を伝える経路。半規管および前庭で受容した情報は、内耳神経（前庭神経）を介して小脳に伝えられる。 ➡P167 ➡P167 ➡P130

- **後索路**：脊髄後索を通る伝導路で、末梢で生じた繊細な触覚、圧覚、振動覚を中枢へ伝える経路。脊髄の後索を上行し、延髄の毛帯で反対側に交叉し、視床でニューロンを乗り換えて体性感覚中枢に達する。 ➡P135 ➡P128 ➡P179

- **脊髄視床路**：脊髄の前索または側索を通る伝導路で、末梢で生じた痛覚、温度覚、粗大な触覚を伝える経路。脊髄の後角でニューロンを乗り換え、脊髄内で反対側に交叉、上行し視床でニューロンを乗り換えて体性感覚野に到達する。 ➡P135 ➡P135 ➡P135

- **脊髄小脳路**：深部感覚を小脳へ伝える上行路。 ➡P139

上行路の流れ

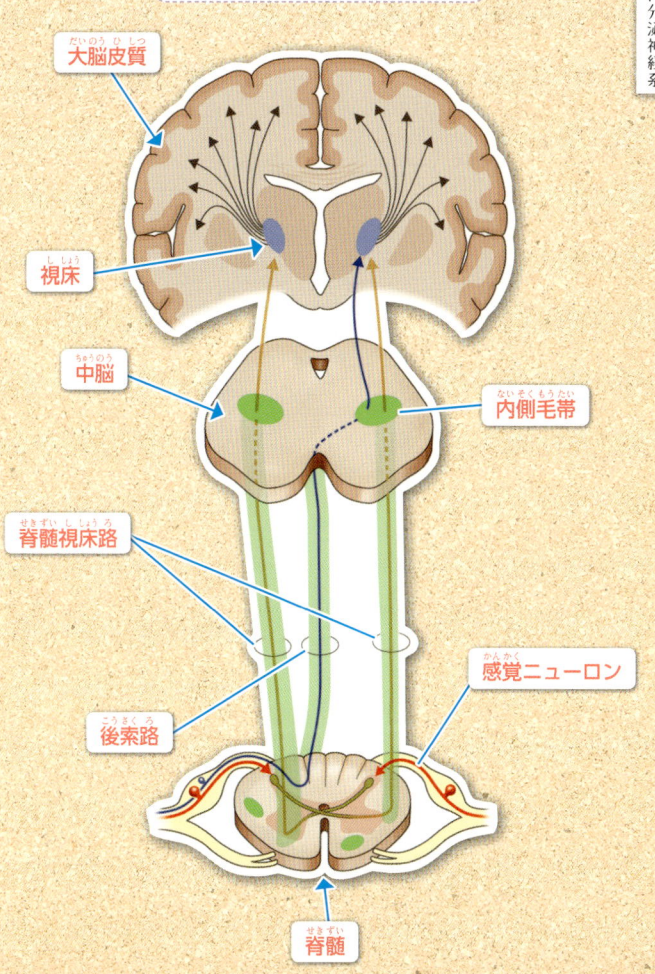

- 大脳皮質
- 視床
- 中脳
- 内側毛帯
- 脊髄視床路
- 後索路
- 感覚ニューロン
- 脊髄

内分泌神経系

- 141 -

腕神経叢

わんしんけいそう
【brachial plexus】

脊髄神経のC5〜C8とT1によって形成される。上肢に分布する多数の神経がこの神経叢から分枝する。C5とC6が上神経幹、C7が中神経幹、C8とT1が下神経幹を形成する。これらは、分岐・再合流をして外側神経束、内側神経束、後神経束を形成した後、さらに腋窩神経、筋皮神経、正中神経、橈骨神経、尺骨神経へと分岐する。この他に、鎖骨上部から肩甲背神経、長胸神経、肩甲上神経、肩甲下神経、胸背神経などが出て、周囲の筋に分布する。鎖骨下部からは内側上腕皮神経、内側前腕皮神経などが出て、周囲の皮膚に分布する。

- **腋窩神経**：肩関節の後へまわり、三角筋、小円筋、肩の後方の皮膚へ分布する。
- **筋皮神経**：上腕骨の内側を下降し、上腕二頭筋、上腕筋へ分布した後、外側前腕皮神経となり、前腕外側下方の皮膚へ分布する。
- **正中神経**：上腕を下行し、前腕において長掌筋、浅指屈筋、橈側手根屈筋、円回内筋などに枝を出し、**手根管**を通って手掌の母指球の筋や皮膚に分布する。この神経の麻痺は**猿手**の原因となる。
- **橈骨神経**：上腕の後面を下行し、上腕三頭筋へ枝を出した後、前腕後面において伸筋群のほとんどを支配して手背の皮膚に分布する。この神経の麻痺は**下垂手**の原因となる。
- **尺骨神経**：上肢の内側を下行し、深指屈筋の一部や尺側手根屈筋などに枝を出し、手において小指球の筋群や皮膚に分布する。この神経の麻痺は**鷲手**の原因となる。

腕神経叢の構成

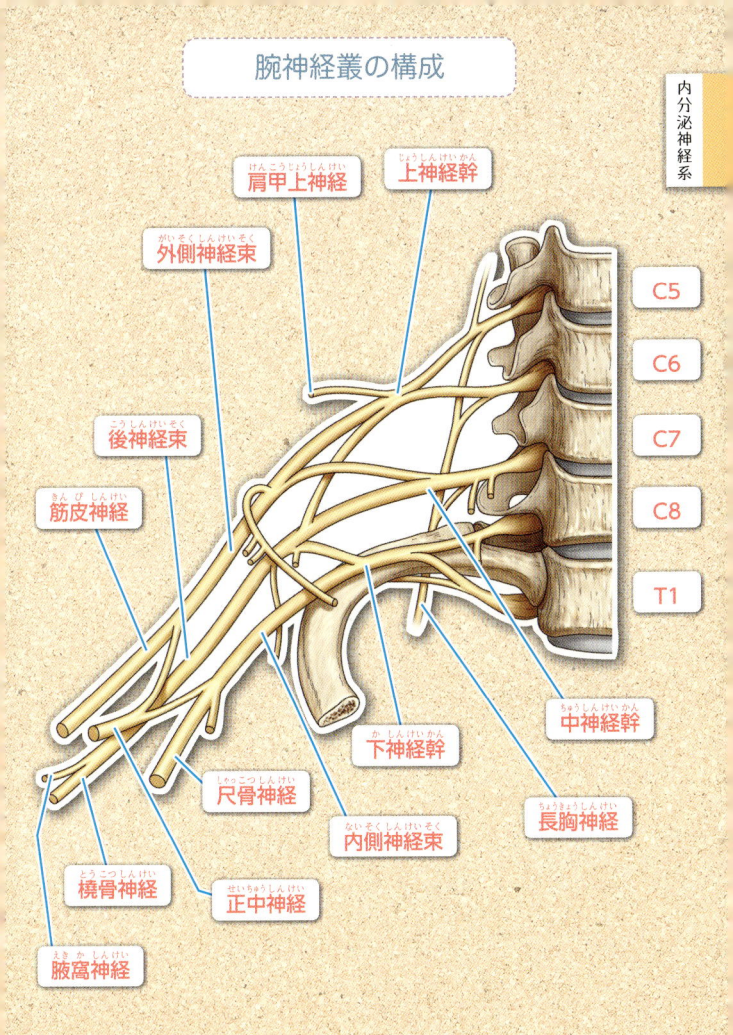

- 肩甲上神経
- 上神経幹
- 外側神経束
- 後神経束
- 筋皮神経
- 下神経幹
- 尺骨神経
- 内側神経束
- 中神経幹
- 長胸神経
- 橈骨神経
- 正中神経
- 腋窩神経

- C5
- C6
- C7
- C8
- T1

内分泌神経系

腰仙骨神経叢

ようせんこつしんけいそう
【lumbosacral plexus】

脊髄神経のT12-L4によって構成される**腰神経叢**と、脊髄神経のL4〜S5によって構成される**仙骨神経叢**を合わせたもの。下腹部の後腹壁に沿って下腹部、骨盤および下肢に分布する。腰神経叢は、大腰筋の下部から一部は大腰筋を貫いて前腹壁や下肢へ向かう。この神経叢の枝として、**腸骨下腹神経**、腸骨鼡径神経、陰部大腿神経、**外側大腿皮神経**、**大腿神経**、**閉鎖神経**、**伏在神経**がある。仙骨神経叢の枝は骨盤腔内を下降し、殿部と下肢に分布する。**上殿神経**、**下殿神経**、**坐骨神経**などに区分される。

- ●**大腿神経**：腰神経叢から出る最も太い枝で、骨盤部で腸腰筋に筋枝を出し、**筋裂孔**を通って大腿前面に出て、大腿四頭筋や縫工筋に分布する。その後、**内転筋管**を通り伏在神経となり、下腿内側の皮膚に分布する。
- ●**閉鎖神経**：小骨盤の壁に沿って下降し、閉鎖孔を通り大腿内側に出て、内転筋群や大腿内側の皮膚に分布する。
- ●**上殿神経**：梨状筋上孔から出て、殿部にある中殿筋、小殿筋および大腿筋膜張筋などに分布する。
- ●**下殿神経**：梨状筋下孔から出て、**大殿筋**に分布する。
- ●**坐骨神経**：末梢神経の中で最も太い神経で、大坐骨孔（梨状筋下孔）と通って大腿後面に出る。途中で大腿後面の筋に枝を出し、膝窩のやや上で**総腓骨神経**と**脛骨神経**に分岐する。
- ●**総腓骨神経**：この神経は、下腿の外側と足背に分布する**浅腓骨神経**と、下腿前面の伸筋に分布する**深腓骨神経**に分かれる。
- ●**脛骨神経**：この神経は、下腿後面の**腓腹筋**、**ヒラメ筋**などの屈筋群に分布する。

腰仙骨神経叢とその枝

内分泌神経系

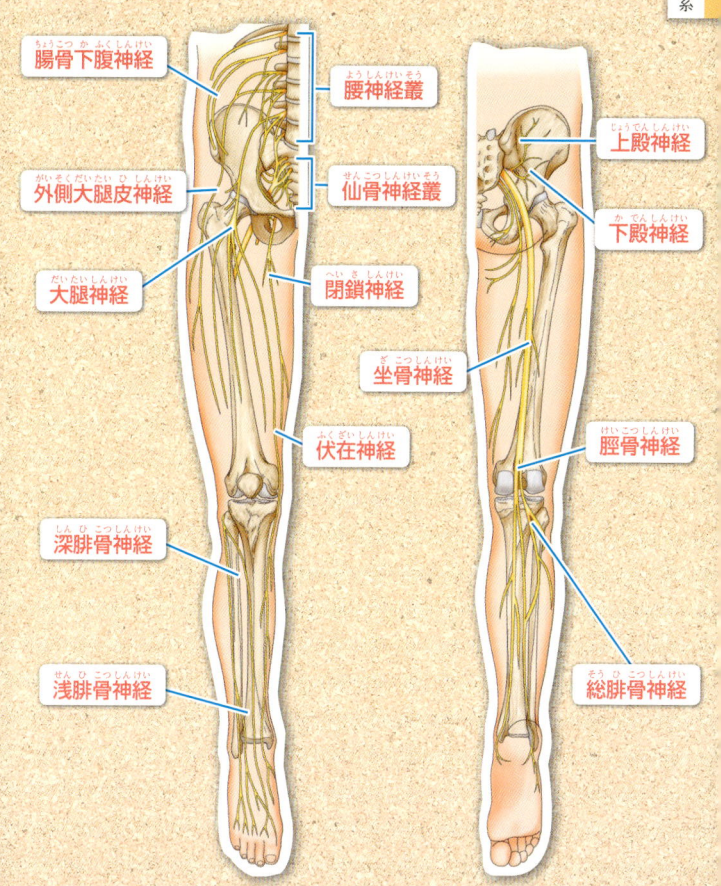

下肢前面

- 腸骨下腹神経
- 腰神経叢
- 外側大腿皮神経
- 仙骨神経叢
- 大腿神経
- 閉鎖神経
- 伏在神経
- 深腓骨神経
- 浅腓骨神経

下肢後面

- 上殿神経
- 下殿神経
- 坐骨神経
- 脛骨神経
- 総腓骨神経

自律神経

じりつしんけい
【autonomic nerve】

自律神経は、無意識のうちに体内の各器官の働きを調節する神経系である。身体に分布する各器官は、生活機能に対応して、その器官の働きを促進あるいは抑制するといった拮抗する機能を果たす必要が生じる。このため、各器官の働きを調節する自律神経は**交感神経**と**副交感神経**という2種類の神経が存在する。多くの器官はこの2種類の神経の支配を受ける(2重支配)。

● **交感神経**：この神経の中枢は胸髄と腰髄に存在する。このため、この神経は「胸腰髄出力」ともいわれる。➡P133 ➡P133 中枢を出た神経は、交感神経幹(椎傍神経節)を経由して脊髄神経にのって各器官に分布する。その一部は、大内臓神経および小内臓神経となって腹腔神経節、上腸間膜動脈神経節を形成した後、臓器に分布する。この神経の節後線維は**アドレナリン**を分泌する。➡P162

● **副交感神経**：この神経の中枢は脳幹と仙髄に存在する。➡P128 このため、この神経は「脳幹仙髄出力」ともいわれる。脳幹から出た神経は、脳神経Ⅲ、Ⅶ、Ⅸ、Ⅹにのって末梢へ行き、神経節(毛様体神経節、翼口蓋神経節、耳神経節、顎下神経節)を経て効果器に分布する。また、仙髄から出た神経は、骨盤神経節を経た後に**骨盤内臓神経**となり、直腸、膀胱、生殖器などに分布する。➡P96 ➡P110 ➡P114&118

自律神経による支配例

	交感神経	副交感神経
心臓 ➡P52&54	拍動促進	拍動抑制
血管 ➡P50	収縮	分布なし
気管 ➡P78	拡張	収縮
腸 ➡P92&94	運動抑制	運動促進
瞳孔 ➡P165	散瞳	縮瞳

自律神経の構成と支配

内分泌神経系

- 毛様体神経節
- 翼口蓋神経節
- 顎下神経節
- 涙腺
- 唾液腺
- 眼球
- 耳神経節
- 脳幹
- 頸神経節
- 肺
- 心臓
- 胸腰髄
- 胃
- 腹腔神経節
- 腸間膜動脈神経節
- 副腎
- 仙髄
- 交感神経幹
- 骨盤内臓神経
- 生殖器
- 膀胱
- 肛門
- 腸

―――：節前線維
- - -：節後線維

- 147 -

視神経、動眼神経、滑車神経、外転神経

ししんけい、どうがんしんけい、かっしゃしんけい、がいてんしんけい
【optic, oculomotor, trochlear, and abducens nerve】

いずれも眼の機能に関わる脳神経。**視神経**は第2脳神経であり、視覚を司る。そのほかの神経は眼筋を支配し、眼球運動に関わる脳神経であり、その神経核は中脳に存在する。**動眼神経**は第3脳神経であり、運動線維と副交感線維をもつ混合神経である。**滑車神経**は第4脳神経であり、純運動性神経の線維で構成される。**外転神経**は第6脳神経であり、滑車神経と同じく純運動性の神経である。

- **視神経**：第2脳神経であり、**網膜**からの視覚情報を脳へ伝える感覚神経である。この神経は網膜からの約100万本の神経線維の集まりであり、**視神経管**を通って眼窩を出て視交叉を形成し、視索を経て視床（**外側膝状体**）へ至る。ここでニューロンを乗り換えて視覚野へ行く。

- **動眼神経**：脳底の中脳上端から出て上眼窩裂を通り、眼窩に侵入し、上眼瞼挙筋および上斜筋、外側直筋を除く残りの外眼筋に分布し、その運動を支配する。副交感線維は、中脳から出て**毛様体神経節**を経由し、短毛様体神経となって眼球内に入り、瞳孔括約筋および毛様体筋に分布する。

- **滑車神経**：中脳から出て上眼窩裂から眼窩に入り、上斜筋に分布する。

- **外転神経**：橋と延髄との境界から出て上眼窩裂を通り外側直筋に分布する。

- **眼筋**：眼球に分布する筋で、**内眼筋**と**外眼筋**に区分される。外眼筋は眼球運動に関わる筋群で、総腱輪に始まり眼球表面に付着する。**上直筋**、**下直筋**、**外側直筋**、**内側直筋**、**上斜筋**、**下斜筋**がある。また、このほかに動眼神経に支配される筋として上眼瞼挙筋がある。

眼の神経と筋

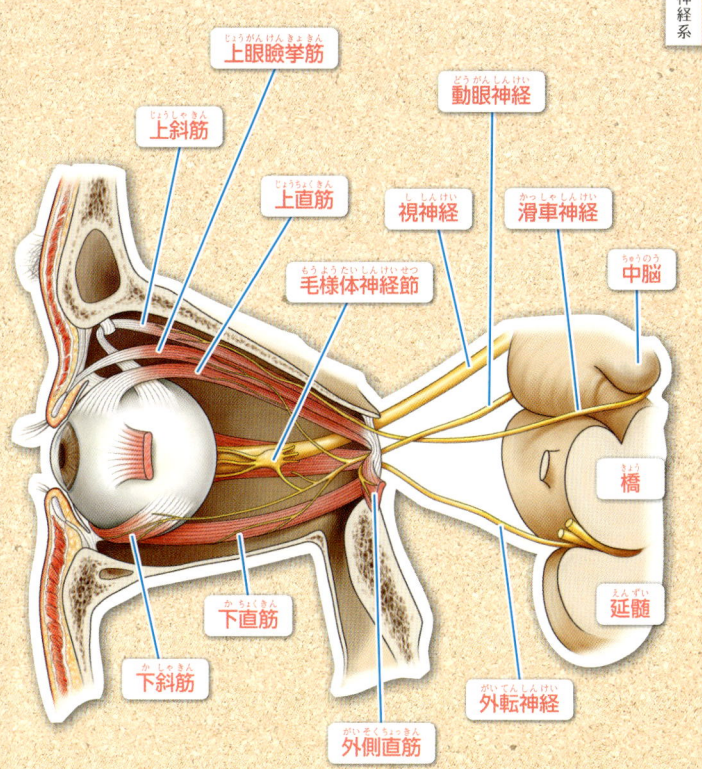

- 上眼瞼挙筋（じょうがんけんきょきん）
- 上斜筋（じょうしゃきん）
- 上直筋（じょうちょくきん）
- 動眼神経（どうがんしんけい）
- 視神経（ししんけい）
- 滑車神経（かっしゃしんけい）
- 毛様体神経節（もうようたいしんけいせつ）
- 中脳（ちゅうのう）
- 橋（きょう）
- 下直筋（かちょくきん）
- 延髄（えんずい）
- 下斜筋（かしゃきん）
- 外側直筋（がいそくちょくきん）
- 外転神経（がいてんしんけい）

内分泌神経系

三叉神経

さんしんけい
【trigeminal nerve】

第5脳神経。運動線維と感覚線維をもつ混合性の神経である。脳底の橋と中脳の境目から出て三叉神経節を形成した後、3枝に分かれる。第1枝は眼神経といい、上眼窩裂から眼窩へ進入して眼窩上孔を通り、前頭部の皮膚に分布する。第2枝は上顎神経といい、正円孔を通って眼窩底部を通過し、眼窩下孔から皮下に分布する。第3枝は下顎神経といい、卵円孔を通って側頭下窩に出た後、側頭部、口腔に枝を出し、オトガイ孔から体表に出てオトガイの皮下に分布する。

- **眼神経**：上眼窩裂から眼窩に入り、涙腺神経を出した後、前頭神経となって滑車上神経と眼窩上神経に分岐して、前頭部に分布する。眼神経は前頭部、上眼瞼、鼻背の皮膚感覚を司る。また、鼻腔や副鼻腔の粘膜にも分布し、感覚を司る。

- **上顎神経**：正円孔から出て翼口蓋窩に入り、上歯槽神経を出して眼窩下神経となり、眼窩下孔から皮下にでる。上顎神経は上歯、口蓋粘膜および、頬部、鼻翼、上唇の皮膚感覚を司る。

- **下顎神経**：卵円孔を出て耳介側頭神経、舌神経、下歯槽神経に分岐する。耳介側頭神経は側頭筋の運動や耳介前部の皮膚感覚を司る。舌神経は舌の前3分の2の感覚を支配する。この神経には、途中で顔面神経の枝である鼓索神経が合流する。下歯槽神経は下顎骨内を通り下歯に枝を出した後、オトガイ孔を出てオトガイ神経となって下顎の皮膚に分布する。

三叉神経の分布

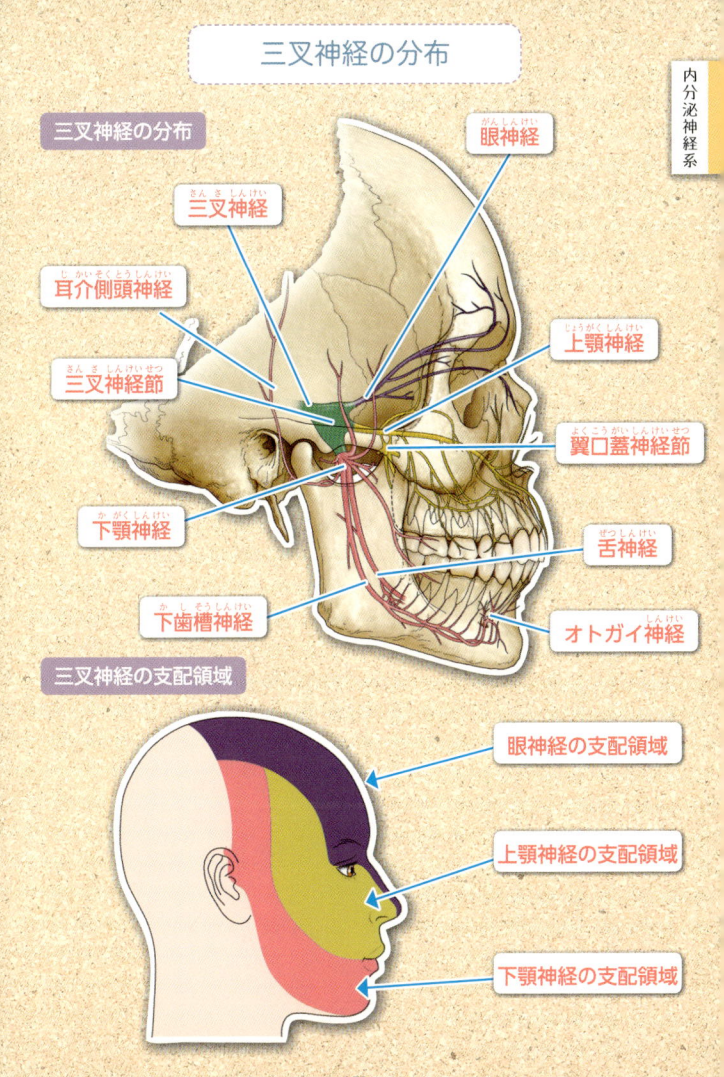

内分泌神経系

三叉神経の分布

- 眼神経
- 三叉神経
- 耳介側頭神経
- 上顎神経
- 三叉神経節
- 翼口蓋神経節
- 下顎神経
- 舌神経
- 下歯槽神経
- オトガイ神経

三叉神経の支配領域

- 眼神経の支配領域
- 上顎神経の支配領域
- 下顎神経の支配領域

顔面神経

がんめんしんけい
【facial nerve】

第7脳神経。運動、感覚および副交感線維をもつ混合神経。延髄上部の神経核から出て内耳孔から頭蓋骨内(顔面神経管)に入り、膝神経節を形成する。途中で大錐体神経、アブミ骨筋神経、鼓索神経などの枝を出し、顔面神経管を通過して茎乳突孔から頭蓋表面に出て顔面神経叢を形成する。その後、耳下腺内を通り、数本に分枝(後耳介神経、側頭枝、頬骨枝、頬筋枝、下顎縁枝、頸枝)し、表情筋全体に分布して運動を支配する。

- **大錐体神経**：顔面神経管内で分岐し、翼口蓋神経節を経由して涙腺や鼻腺に分布する副交感線維である。
- **アブミ骨筋神経**：中耳のアブミ骨筋に分布する。
- **鼓索神経**：顔面神経管内で分岐し、中耳内を通過して側頭下窩に出る。その後、舌神経に合流し、舌と顎下腺、舌下腺に分布する。舌に分布した線維は舌前3分の2の味覚を伝える感覚線維で、顎下腺と舌下腺に分布する線維は顎下神経節を経由して、唾液の分泌を促進する副交感線維である。
- **後耳介神経**：顔面神経叢から後へまわり、後頭筋や後耳介筋に分布する。
- **側頭枝**：神経叢より上方へ向かい、前頭筋や前耳介筋に分布する。
- **頬骨枝**：神経叢より前方へ向かい、頬筋、大・小頬骨筋などに分布する。
- **下顎縁枝**：神経叢より下前方へ向かい、広頸筋、口角下制筋、オトガイ筋などに分布する。
- **頸枝**：神経叢より下方に向かい、顎二腹筋後腹に分布する。

顔面神経の構成と支配

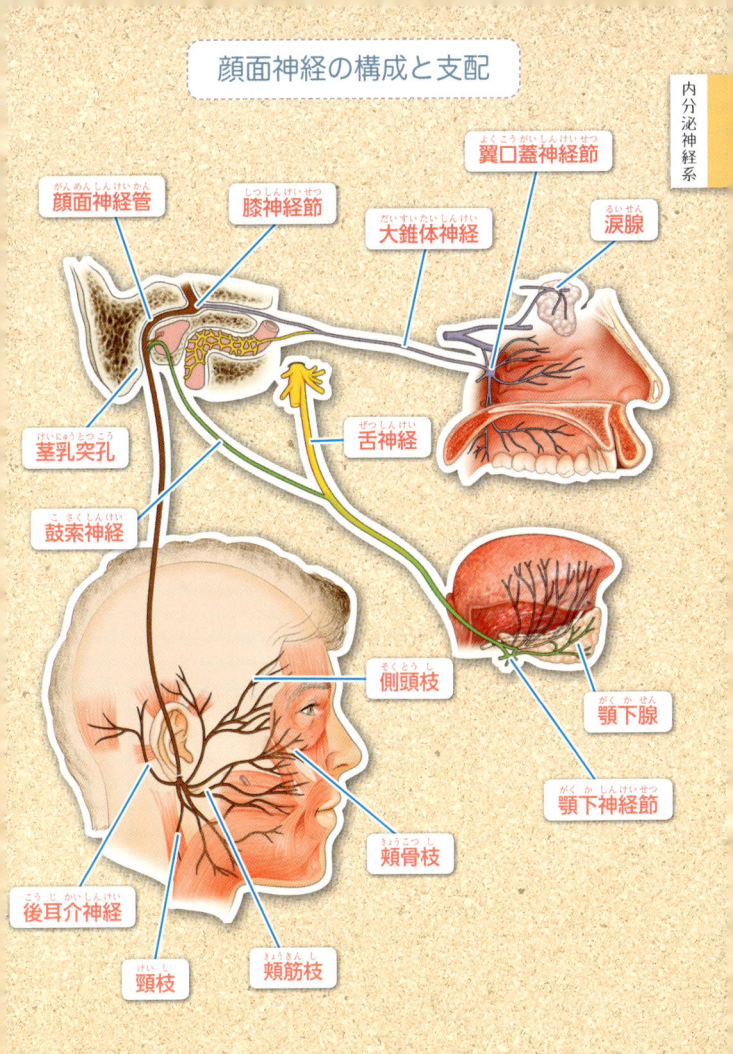

内分泌神経系

- 顔面神経管
- 膝神経節
- 大錐体神経
- 翼口蓋神経節
- 涙腺
- 茎乳突孔
- 舌神経
- 鼓索神経
- 側頭枝
- 顎下腺
- 顎下神経節
- 頬骨枝
- 後耳介神経
- 頸枝
- 頬筋枝

舌咽神経、副神経、舌下神経

ぜついんしんけい、ふくしんけい、ぜつかしんけい
【glossopharyngeal, accessory, and hypoglossal nerve】

舌咽神経は第9脳神経であり、運動線維、感覚線維および副交感線維をもつ混合神経である。脳底の延髄上端の神経核から出て頸静脈孔を通過し、その直後に数本に分枝する。➡P129 一部は迷走神経➡P21 の枝と合流し、咽頭神経叢➡P157 を形成する。単独の枝として鼓室神経、茎突咽頭筋枝、舌枝、頸動脈洞枝などがある。副交感性の線維は耳神経節➡P147 を介して耳下腺に分布する。副神経は第10脳神経であり、➡P21 ➡P86 頸静脈孔を出て頸部の筋に分布する運動性神経である。内枝と➡P36 外枝に区分される。

- **咽頭神経叢**：迷走神経➡P157 の枝との合流で形成され、咽頭筋➡P36 などに分布する。
- **鼓室神経**：下神経節➡P156 から出て鼓室➡P167 の粘膜に分布する。また、一部は小錐体神経となり、耳神経節➡P147 を経由して耳下腺に分布する。
- **茎突咽頭筋枝**：茎突咽頭筋➡P37 とその周囲の咽頭粘膜に分布する。
- **舌枝**：舌に分布する神経で、舌の後3分の1の味覚と感覚を支配する。
- **頸動脈洞枝**：洞神経ともいわれる。内臓感覚性の神経で、頸動脈にある圧受容器に分布し、血圧の変化を中枢に伝える。
- **副神経内枝**：延髄の運動核➡P129 に始まり、軟口蓋や咽頭の筋➡P86 の一部に分布する。
- **副神経外枝**：この神経は脊髄から出て、いったん大後頭孔➡P132 から頭蓋内に侵入し、頸静脈孔➡P21 から頭蓋を出て、僧帽筋➡P43 と胸鎖乳突筋➡P37 に分布する。
- **舌下神経**：舌下神経は第12脳神経であり、舌下神経管を通り頭蓋を出て舌筋➡P34 に分布する。その機能は舌筋の運動支配である。

頸部の脳神経と筋

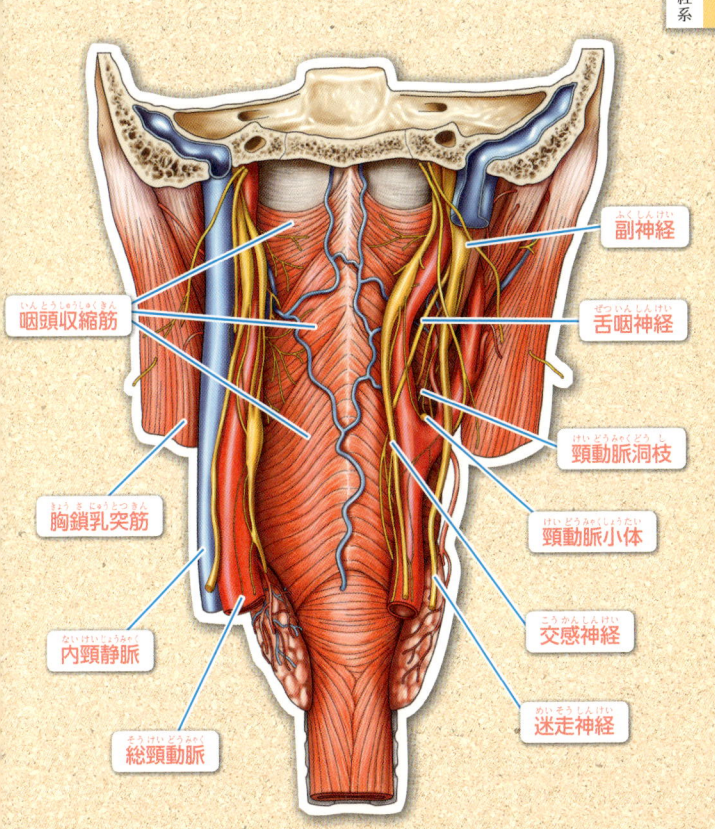

内分泌神経系

- 咽頭収縮筋
- 胸鎖乳突筋
- 内頸静脈
- 総頸動脈
- 副神経
- 舌咽神経
- 頸動脈洞枝
- 頸動脈小体
- 交感神経
- 迷走神経

迷走神経

めいそうしんけい
【vagal nerve】

第10脳神経。脳神経の中で最も長い経路をたどる。頭蓋を出てすぐに上、下神経節を形成し、咽頭枝や上喉頭神経を出す。さらに、胸腔で心臓、気管、肺などに枝を出した後、食道とともに横隔膜を
➡P84
通過して腹部に達する。混合性の神経で、**感覚**、**運動**、**副交感性線維**を含む。**感覚線維**は硬膜、耳、舌根、喉頭および喉頭の粘膜
➡P76
などに分布する。**運動線維**は喉頭筋群に分布する。**副交感線維**は肺、
➡P36
気管、心臓、胃、肝臓、膵臓、腎臓、十二指腸から横行結腸の3分の2までの腸管に分布する。

- **耳介枝**：耳介の一部や外耳道の感覚を伝える。
- **咽頭枝**：咽頭枝は舌咽神経と合流して咽頭神経叢を形成する。この神経
  ➡P155 ➡P154
  は咽頭の筋と粘膜に分布する。
- **硬膜枝**：硬膜に分布する感覚線維で、三叉神経の硬膜枝とともに頭痛に関
  ➡P137 ➡P150
  わる神経である。
- **上喉頭神経**：喉頭に分布する枝で、内枝と外枝に分かれる。内枝は喉頭
  ➡P37
  粘膜の感覚を伝える。外枝は輪状甲状筋に分布し、運動を司る。
- **反回神経**：輪状甲状筋を除く喉頭筋群に分布する。左右で反転する部位
  ➡P76 ➡P36
  が異なり、右は鎖骨下神経下部、左は大動脈弓下部で反転する。
  ➡P57
- **頸心臓枝**：この神経は大動脈弓付近で心臓神経叢を形成し、大動脈小体や心臓に枝を出す。
- **食道神経叢**：胸部で枝を出した迷走神経の本幹は食道に沿って走行し、
  ➡P156
  神経叢を形成した後、食道とともに腹腔へ入り、腹部臓器に分布する。
  ➡P104
- **腹腔神経叢**：腹部臓器へ分布する副交感性線維がニューロンを乗り換える
  ➡P178
  神経叢。

迷走神経の構成

迷走神経の分布

- 耳介枝
- 咽頭枝
- 頸心臓枝
- 心臓神経叢
- 腹腔神経叢

脳幹の迷走神経

- 迷走神経
- 橋
- 延髄
- 上頸神経節
- 下頸神経節

頸部における迷走神経

- 上喉頭神経
- 右反回神経
- 左反回神経

内分泌神経系

下垂体

かすいたい
【hypophysis】

頭蓋腔内の底部(**トルコ鞍** ➡P21)に位置する枝豆大の内分泌器官である。漏斗により**視床下部** ➡P126 と連絡し、**前葉**、**中葉**、**後葉**に区分される。ただし、中葉は痕跡的であり、多くの教科書では割愛されている。**前葉**は腺組織に由来する部分で腺性下垂体ともいわれ、6種のペプチドホルモンを産生する ➡P172。**中葉**はメラニン細胞刺激ホルモンをつくる。**後葉**は神経組織に由来する部分で、バソプレシン ➡P178、オキシトシン ➡P126 を分泌する。前葉は視床下部の放出ホルモン系の支配を受け ➡P126、さらに後葉のホルモンは視床下部で産生されることから、視床下部と密接な関係にある。

○ **前葉**:腺性下垂体とも呼ばれ、咽頭後壁のラケット囊に由来する。ここでは**成長ホルモン(GH)**、**甲状腺刺激ホルモン(TSH)**、**副腎皮質刺激ホルモン(ACTH)**、**卵胞刺激ホルモン(FSH)**、**黄体形成ホルモン(LH)**、**プロラクチン(PR)**の6種類のペプチドホルモンが産生される。これらのホルモンは視床下部 ➡P126 から放出されるホルモン群によってコントロールされる(フィードバック機構)。

○ **中葉**:メラニン細胞刺激ホルモンを放出する部分で、人間では痕跡的である。

○ **後葉**:脳の一部から分化しており、神経性下垂体とも呼ばれる。ここでは、腎臓の集合管に作用して、水分とナトリウムの再吸収を促す**バソプレシン(抗利尿ホルモン)** ➡P109 や、子宮筋や乳管上皮細胞に作用して分娩や乳汁の放出(射乳反射)を行う**オキシトシン** ➡P119 が血管に放出される ➡P126。バソプレシンは視床下部にある視索上核で、オキシトシンは室傍核で産生される ➡P126。

○ **下垂体門脈系**:下垂体前葉にみられる血管構造で、視床下部によって産生されたホルモンを前葉に送る機能を果たす。

下垂体の構造

- 室傍核
- 視床下部
- 視索上核
- 漏斗
- 下垂体後葉
- 下垂体門脈
- 下垂体前葉
- 下垂体中葉

内分泌神経系

甲状腺と上皮小体

こうじょうせんとじょうひしょうたい
【thyroid gland and parathyroid gland】

甲状腺は前頸部の甲状軟骨の下部に位置するH型をした小さな内分泌器官で、右葉、左葉、甲状腺峡部に区分される。内部はさらに小葉に区分され、甲状腺濾胞で構成される。周囲にはホルモンを運ぶ多数の血管が分布する。甲状腺濾胞では**サイロキシン（T4）**と**トリヨードサイロニン（T3）**が合成される。また、濾胞の一部にはC細胞が存在し、**カルシトニン**が合成される。上皮小体は、甲状腺の裏面にある左右2対の米粒大の内分泌器官である。この器官は**パラソルモン**を合成・分泌を行う。

- **サイロキシン**：T4とも呼ばれる。チロシンとヨウ素によって構成されるアミノ酸誘導体系のホルモンで、基礎代謝の亢進、神経機能の維持、発育促進などの機能がある。分泌は下垂体から出るTSHにより促進され、視床下部によるフィードバック機構により調節される。

- **トリヨードサイロニン**：T3とも呼ばれる。その機能はT4と同じであり、分泌量は少ない。これらのホルモンの分泌亢進は、バセドー病の原因となる。

- **カルシトニン**：甲状腺C細胞から分泌され、骨芽細胞に作用して骨基質にCaを沈着させ、血中Ca濃度を低下させる。また、腸でのCa吸収を抑制し、腎臓でのCa排泄を促進する。

- **パラソルモン**：PTHともいわれる。いわゆる骨吸収に作用し、破骨細胞を活性化させ、骨からCaを溶解し、血中Ca濃度を上昇させる。また、腸でのCaの吸収を促進させ、腎臓でのCa排泄を抑制する。このホルモンの分泌亢進は、骨粗鬆症を誘発する。

甲状腺とそのまわりの構造

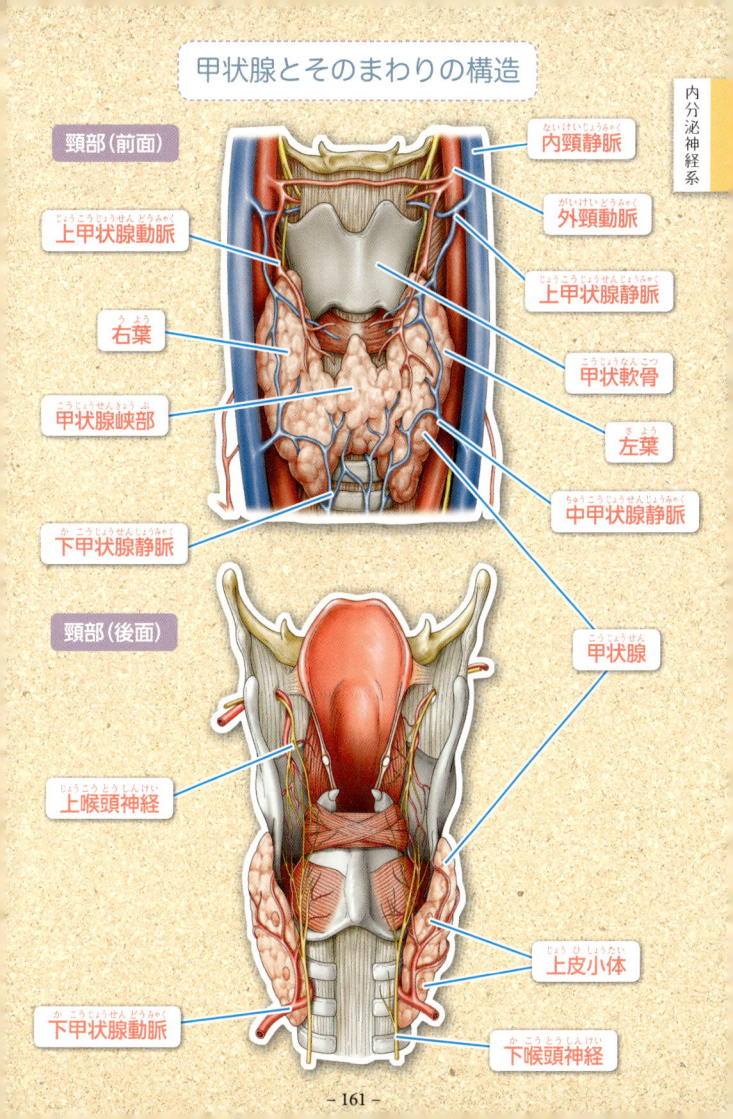

内分泌神経系

頸部（前面）

- 内頸静脈
- 外頸動脈
- 上甲状腺動脈
- 上甲状腺静脈
- 右葉
- 甲状軟骨
- 甲状腺峡部
- 左葉
- 中甲状腺静脈
- 下甲状腺静脈

頸部（後面）

- 甲状腺
- 上喉頭神経
- 上皮小体
- 下甲状腺動脈
- 下喉頭神経

副腎 (腎上体)

ふくじん(じんじょうたい)
【adrenal gland】

腹部の後腹壁に接する左右1対の内分泌器官。腎臓の上に位置し、長さ約5cm、幅約3cmの三角形でやや扁平な形をしている。内部は、腺組織に由来する皮質と神経組織に由来する髄質に区分される。皮質はさらに球状帯、束状帯、網状帯に区分され、球状帯からは鉱質コルチコイド、束状帯からは糖質コルチコイド、網状帯からはアンドロゲンが分泌される。髄質はカテコールアミン系（アドレナリン、ノルアドレナリン）ホルモンが分泌される。

- **糖質コルチコイド**：このホルモンにはコルチゾル、コルチゾン、コルチコステロンがある。ACTHの放出が刺激となり、束状帯から分泌される。ストレスホルモンとも呼ばれる。その分泌量は、視床下部へのフィードバック機構によって調節される。糖質コルチコイドの機能には、糖新生、抗炎症作用、抗アレルギー作用、免疫抑制作用などがある。

- **鉱質コルチコイド**：このホルモンはアルドステロンと呼ばれ、腎の尿細管に作用し、Naおよび水分の再吸収、Kの排泄を行う。一般的には体液のイオンバランスの変化により分泌が調節されるが、糸球体濾過圧の低下により放出されるレニンによっても間接的に分泌が促進され、血圧が上昇する（レニン-アンギオテンシン-アルドステロン系）。

- **アンドロゲン**：網状帯からわずかに分泌される男性ホルモンで、女性でも分泌される。

- **アドレナリン**：髄質から分泌されるホルモンで、心拍の促進、気管支の拡張、消化管の運動抑制などの作用がある。このホルモンは交感神経の節後線維からも分泌される。

副腎の構造

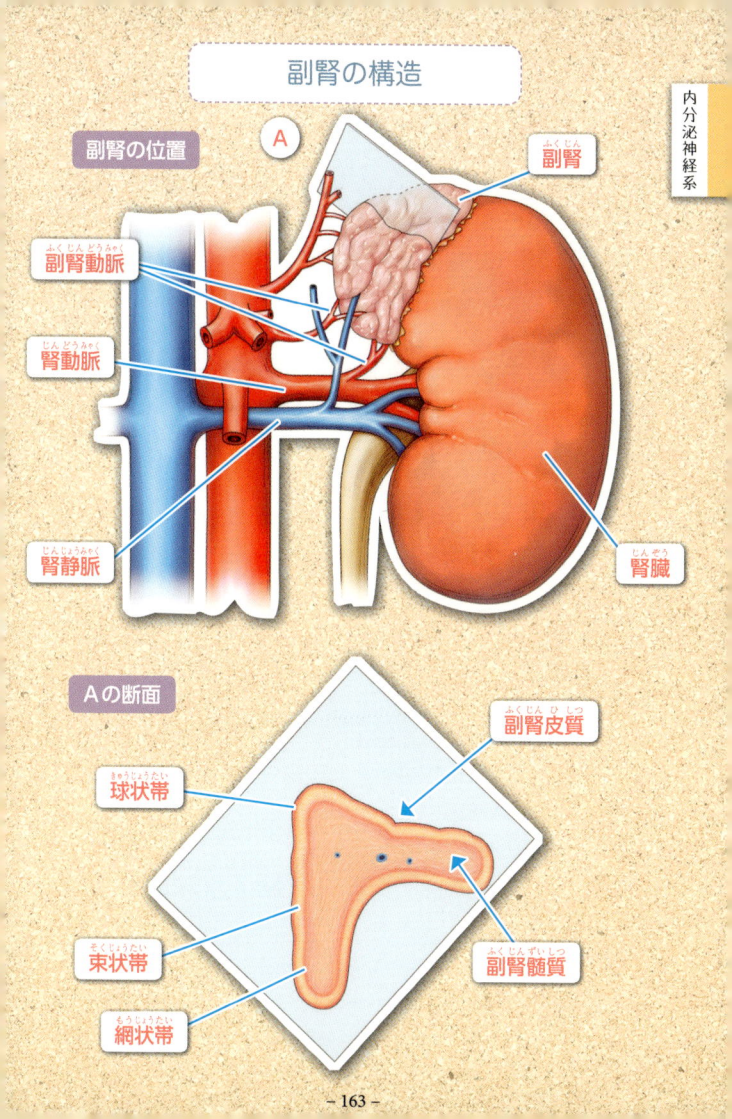

内分泌神経系

副腎の位置

A

- 副腎
- 副腎動脈
- 腎動脈
- 腎静脈
- 腎臓

Aの断面

- 副腎皮質
- 球状帯
- 束状帯
- 網状帯
- 副腎髄質

眼

【eye ball】

眼は眼球と副眼器で構成される。眼球は頭蓋の眼窩内に存在する感覚受容器であり、外膜、中膜、内膜の3層で構成される。外膜は**強膜**と**角膜**に区分される。**角膜**は外膜の先端5分の1にある血管を含まない透明な膜で、痛点が分布する。中膜は**脈絡膜**ともいわれ血管が豊富に分布する。前部には毛様体や虹彩が存在する。内膜は視細胞を含む網膜となる。眼球内腔は硝子体で充たされ、先端部には水晶体が存在する。副眼器は眼球の働きを助ける構造で、涙腺、結膜、外眼筋などが存在する。
➡P148

◎**網膜**：眼球の最内層にあり、色素上皮と視細胞（**錐状体、杆状体**）で構成される光の受容器である。後端にある**中心窩**は錐状体が集中しており、光を最も強く感じる部分である（**黄斑**）。また、黄斑のやや外側には網膜に分布する神経、血管が出入りする視神経円板があり、この部分は光を感じない（盲点）。

◎**毛様体**：脈絡膜の先端にあり**毛様体筋**が分布する。**毛様体小帯**を介して水晶体と結合し、厚みを調節する。

◎**虹彩**：毛様体の前方にある鳶色をしたドーナッツ状の構造で、中央の孔を**瞳孔**という。内部には**瞳孔括約筋**と散大筋があり、光量による瞳孔径の大きさを調節する（**対光反射**）。

◎**水晶体**：光を屈折するレンズ。

◎**硝子体**：眼球内腔を満たすゼリー状の物質で眼球内圧を保ち、網膜を保定する。

◎**涙腺**：眼球の外上方にある外分泌腺で涙を分泌し、眼球の表面を潤す。
➡P172

◎**結膜**：眼瞼の内面と眼球表面（角膜を除く）をおおう上皮で、血管や神経が多く分布する。マイボーム腺やツアイス腺が存在する。

眼の構造

- 網膜（もうまく）
- 脈絡膜（みゃくらくまく）
- 毛様体（もうようたい）
- 虹彩（こうさい）
- 強膜（きょうまく）
- 角膜（かくまく）
- 中心窩（ちゅうしんか）
- 瞳孔（どうこう）
- 水晶体（すいしょうたい）
- 視神経円板（ししんけいえんばん）
- 毛様体小帯（もうようたいしょうたい）
- 視神経（ししんけい）
- 硝子体（しょうしたい）

感覚系

耳と内耳神経
みみとないじしんけい
【ear and vestibulocochlear nerve】

耳は**外耳**、**中耳**、**内耳**の３つに区分される。**外耳**は耳介と**外耳道**で構成される。耳介は側頭骨から横に突出した貝状の構造で、集音を行う。**外耳道**は耳介から頭蓋内部に伸びる管状構造で、音の通路である。**中耳**は**鼓膜**、**鼓室**、**耳小骨**、**耳管**で構成される。**内耳**は側頭骨の錐体内にある構造で、**蝸牛**、**前庭**、**半規管**などの感覚器が存在し、**内耳神経**（蝸牛神経、前庭神経）が分布する。

- **鼓膜**：外耳と中耳の境界にある楕円形の膜状構造で、外耳道を入り、送られてくる空気の振動を受け耳小骨に伝える。

- **耳小骨**：中耳内にある小さな骨で、**ツチ骨**、**キヌタ骨**、**アブミ骨**の3つが存在する。鼓膜で感知した音の振動を内耳に伝える。

- **蝸牛管**：内耳の蝸牛内にある渦巻状の管構造。内部はリンパ液で満たされ、音を受容するコルチ器が存在する。このリンパ液はアブミ骨から前庭窓が受けた音の振動を受け、流れをつくる。

- **コルチ器**：音の受容器。有毛細胞と蓋膜で構成され、音の振動によってできるリンパ液の流れを感知する。

- **半規管**：半規管はループ形の管構造で、前半規管、後半規管、外側半規管で構成される。これらは三次元的に配置され、基部の膨大部には有毛細胞があり、身体の傾きによって流れるリンパ液の流れを感知する。

- **前庭**：蝸牛と半規管の間にある構造で、**球形嚢**と**卵形嚢**が存在する。その中には有毛細胞があり平衡砂の動きを受け、身体の傾きを感知する。

- **耳管**：中耳と咽頭を連絡する管状構造。中耳の内圧を調節し、鼓膜の破損を防止する。

耳の構造

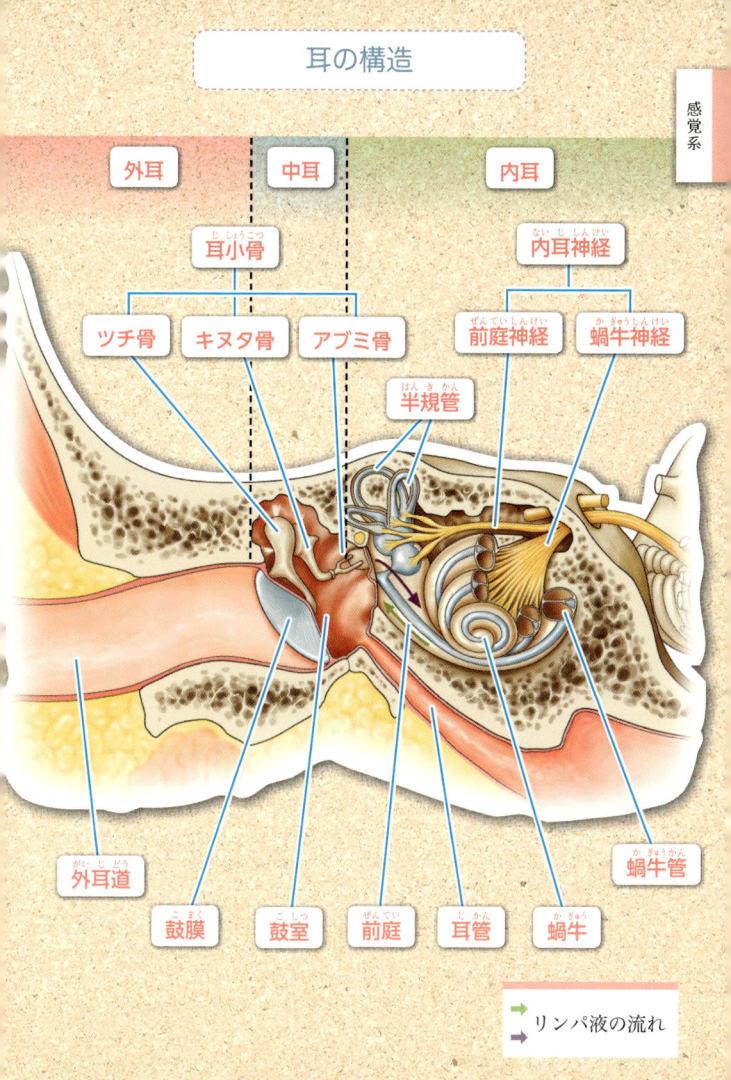

感覚系

外耳 | **中耳** | **内耳**

- 耳小骨（じしょうこつ）
  - ツチ骨
  - キヌタ骨
  - アブミ骨
- 内耳神経（ないじしんけい）
  - 前庭神経（ぜんていしんけい）
  - 蝸牛神経（かぎゅうしんけい）
- 半規管（はんきかん）
- 外耳道（がいじどう）
- 鼓膜（こまく）
- 鼓室（こしつ）
- 前庭（ぜんてい）
- 耳管（じかん）
- 蝸牛（かぎゅう）
- 蝸牛管（かぎゅうかん）

→ リンパ液の流れ

細胞

さいぼう
【cell】

人体の基本的構成単位であり、生命の最小単位。形状、大きさは細胞の種類によって異なる。**核**、**細胞質**、**細胞膜**で構成される。**核**は細胞の司令塔であり、染色質と核小体が存在する。**細胞質**は細胞の機能の主体であり、多数の有機物質を含むゾル—ゲル状の構造で、多くの**細胞小器官**を含む。**細胞膜**は細胞をつつむリン脂質の2重膜で、特定の物質の透過が可能な半透膜である。細胞膜には、ところどころにタンパク質が存在し、これがチャネルやポンプとして機能する。

- **染色質**：核内に存在する顆粒状の構造で、その本体はDNA（遺伝物質）である。通常は核内に散在するが、分裂時には集合し、**染色体**を形成する。
- **核小体**：RNAによって構成される電子密度の高い物質で、形状は細胞の種類によって異なる。
- **ミトコンドリア**：細胞小器官の1つで、球状から長竿状をした物質。内部にはクリスタがありチトクロームが分布し、エネルギー合成を行う。
- **リボソーム**：RNAでできた顆粒状の小器官で、タンパク質合成に関与する。
- **ゴルジ装置**：数層の袋状の小器官で、分泌顆粒の形成や水解小体の形成に関与する。
- **小胞体**：扁平な袋状の小器官で、リボソームが付着した粗面小胞体と、付着していない滑面小胞体に区分される。
- **リソソーム（水解小体）**：扁平な袋状の構造で、異物の融解に関与する。
- **中心体**：細胞分裂時に染色体に移動に機能する。
- **デスモソーム**：細胞膜に存在し、細胞同士を結合する接着構造。

体細胞の構造

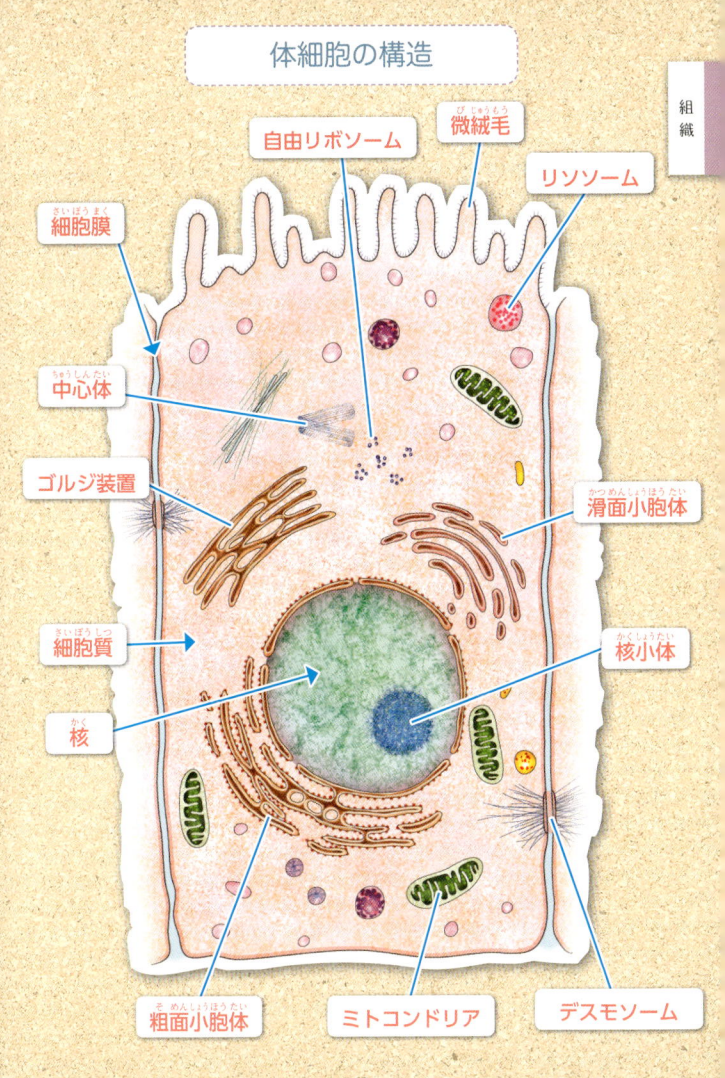

- 自由リボソーム
- 微絨毛
- リソソーム
- 細胞膜
- 中心体
- ゴルジ装置
- 滑面小胞体
- 細胞質
- 核小体
- 核
- 粗面小胞体
- ミトコンドリア
- デスモソーム

組織

染色体

せんしょくたい
【chromosome】

染色体は核内に存在し、細胞分裂時に形成される構造で、遺伝子 ➡P169 (DNA) が決められた位置に規則正しく配列したものである。細胞分裂時以外は染色質として核内に散在する。人間の場合、常染色体 ➡P168 44本、性染色体2本の計46本の染色体で構成される。染色体は人ひとりのすべての遺伝子が規則正しく配列するので、遺伝子マップを形成することができる。もし、生殖細胞の染色体に欠損、部分的欠損あるいは重複が起こると「人の設計図」に狂いが生じ、遺伝的疾患や先天異常の原因となる。また、染色体の末端にはテロメアが存在し、細胞の老化に深く関わる。

● **DNA（デオキシリボ核酸）**：DNAは糖、リン酸、塩基で構成されるヌクレオチドの連続構造で、2本のヌクレオチドが対合し二重ラセン構造を形成する。塩基にはアデニン(A)、チミン(T)、グアニン(G)、シトシン(C)があり、AとT、CとGが対合する。この塩基の3つ組が1個のアミノ酸のコードとなり、3つの組の連続がタンパク質を決定する。

● **性染色体**：X染色体とY染色体が存在する。女性はXを2本、男性はXとYをそれぞれ1本もっている。X染色体には通常の遺伝子が存在するが、Y染色体にはSRY遺伝子（男性になる遺伝子）のみが存在する。男性はX染色体が1本しかないので、染色体上に異常があるとその形質が発現する（伴性遺伝）。

● **テロメア**：染色体の末端にあるアミノ酸合成に関係しない塩基の配列で、分裂ごとに短くなるため分裂の回数が決められており、細胞老化に関係すると考えられている。ただし、生殖細胞やガン細胞ではテロメラーゼ（テロメアの複製に関わる酵素）の活性が高く分裂が永続的に行われる。

染色体の構成

遺伝子の構成

染色体

DNA

二重ラセン構造

ヒトの染色体

常染色体　　性染色体

ヒトの染色体は、常染色体22組（44本）、性染色体1組（2本）の、計23組（46本）で構成される。

組織

関連用語

ダウン症、血友病

上皮組織

じょうひそしき
【epithelial tissue】

上皮組織は、体表面や管腔の内面や外面をおおう1から数層の細胞層である。いわゆる臓器に分布する粘膜や漿膜は、上皮組織に属する。上皮組織はその集合する細胞の形状により**扁平上皮**、**立方上皮**、**円柱上皮**に区分され、さらに単層と重層に区分される。さらに、一部の器官では線毛をもつ**線毛上皮**や、厚さの変化する**移行上皮**が存在する。上皮の機能は保護、感覚受容、輸送、分泌などで、とくに分泌に特化したものを**腺組織**という。腺組織は分泌様式により**外分泌腺**と**内分泌腺**に区分される。

- **扁平上皮**：扁平な細胞によって形成される上皮で、1層の細胞層で構成されるものを**単層扁平上皮**といい、血管の内皮がこの例である。複数の細胞層によって構成されるものを**重層扁平上皮**といい、皮膚の表皮がこの例である。
 ➡P12

- **立方上皮**：サイコロのような立方形の細胞によって構成される上皮で、眼球の角膜や腎臓の尿細管がこの例である。
 ➡P165 ➡P109

- **円柱上皮**：円柱状の細胞によって構成される上皮で、胃や腸などの粘膜がこの例にあたる。

- **線毛上皮**：上皮細胞の自由面に微細な突起状の可動性のある線毛が存在する上皮で、気管上皮や卵管上皮に存在する。

- **移行上皮**：数層の細胞層で形成され、上皮の厚さが変化する膀胱や尿管の上皮に存在する。
 ➡P110 ➡P110 ➡P107

- **外分泌腺**：細胞で形成された分泌物を、導管を介して体表や臓器の管腔に分泌する組織で、汗腺、粘液腺、乳腺などがこれに属する。
 ➡P13

- **内分泌腺**：細胞で形成された分泌物（**ホルモン**）を、直接血管に分泌する組織で、甲状腺や性腺などがこれに属する。
 ➡P160

上皮組織の種類（その一部）

単層円柱上皮

微絨毛

多列線毛上皮

線毛

重層扁平上皮

組織

結合組織

けつごうそしき
【connective tissue】

結合組織（支持組織）は各器官や組織の間に存在し、それぞれを結合する細胞の集団で、広義には結合組織のほかに骨、軟骨、血液を含める。結合組織は、**線維成分**、**細胞成分**、**基質**で構成される。

◎ **線維成分**：**膠原線維**（**コラーゲン**）、**弾性線維**、**細網線維**が存在する。膠原線維は多くの組織に存在するが、真皮のように線維が散在し、柔軟性のあるものを疎性結合組織、腱や靭帯などのように密に分布し、強靭なものを密性結合組織という。**弾性線維**はエラスチンというタンパクで構成され、弾力性を有しており、血管の中膜などに分布する。**細網線維**は細いコラーゲン線維が網目構造を形成したもので、脾臓や肝臓に多くみられる。

◎ **細胞成分**：細胞成分には線維成分を産生する線維芽細胞、組織内に侵入した細菌や異物を貪食する大食細胞（**マクロファージ**）、組織内に侵入した異物に対応してヒスタミンを放出する**肥満細胞**、脂肪を蓄積する脂肪細胞などが存在する。脂肪細胞は集合して脂肪組織を形成することがあるが、皮下脂肪のように余剰の脂肪を蓄積する**栄養脂肪**、眼球脂肪体のように構造上の必要があって存在する**構造脂肪**、新生児に存在する**褐色脂肪**がある。

◎ **基質**：結合組織内の間質に存在するやや粘性のある液体で、ヒアルロン酸、プロテオグリカンなどを含む。

> **NOTE**
> 組織に分布する肥満細胞は、体外からの有害物質の侵入に対応してヒスタミンを放出し、血管の透過度を高めて免疫細胞の集合を促す。しかし、大量に放出されると死の危険性をともなう急激な血圧低下をもたらす。これを**アナフィラキシーショック**という。

結合組織の種類

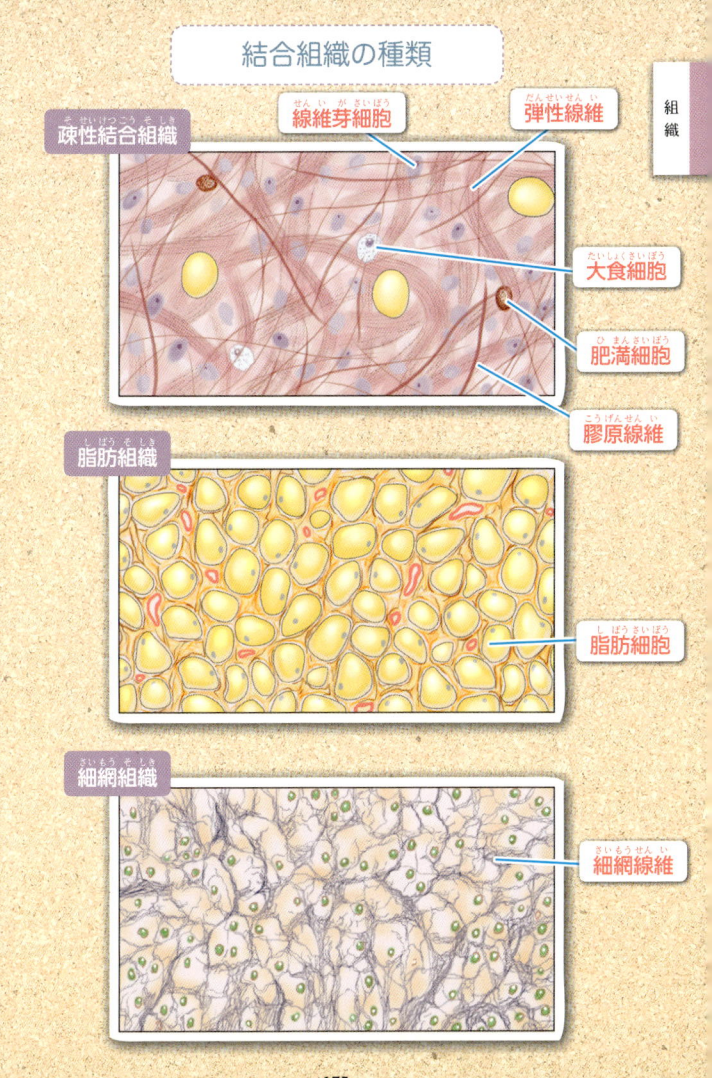

組織

疎性結合組織
- 線維芽細胞
- 弾性線維
- 大食細胞
- 肥満細胞
- 膠原線維

脂肪組織
- 脂肪細胞

細網組織
- 細網線維

筋組織

きんそしき
【muscular tissue】

筋組織は、収縮能力をもつ筋タンパクを有する細胞の集合で、全身に分布する。筋タンパクには**アクチン細糸**と**ミオシン細糸**があり、アクチンがミオシンの間に滑り込むことで収縮が起こる（**滑走説**）。アクチンとミオシンは規則正しく配列し、筋原線維を構成する。筋原線維が多数集合し、筋線維（筋細胞）が形成される。筋線維の分布や性質により 骨格筋、平滑筋、心筋 の3種類に区分される。

● **骨格筋**：全身の骨格に分布し、自分の意思で動かせる**随意筋**である。この筋は筋原線維が規則正しく配列するため、顕微鏡で観察すると横紋が確認できる（**横紋筋**）。骨格筋細胞は大量のミオグロビンを含むため、筋が赤くみえる。骨格筋はさらに瞬発的運動に作用する**白筋**と、持続的運動に作用する**赤筋**に区分される。

● **平滑筋**：血管や内臓に分布し、意思とは関係なく運動を行う**不随意筋**である。筋線維は骨格筋のように整然と配列するのではなく散在するので、横紋は形成されない。

● **心筋**：心臓に分布する特殊な筋で、構造的には骨格筋と同じく筋線維が規則的に配列するので横紋を有するが、不随意筋である。筋細胞は介在板により互いに連絡しており、同調的に収縮を行う。

● **ミオグロビン**：筋内に存在する呼吸色素で、ヘモグロビンと同様にタンパクと鉄で構成され、酸素と結合する。この酸素は、筋収縮に必要な大量のATP合成に利用される。

筋組織の種類

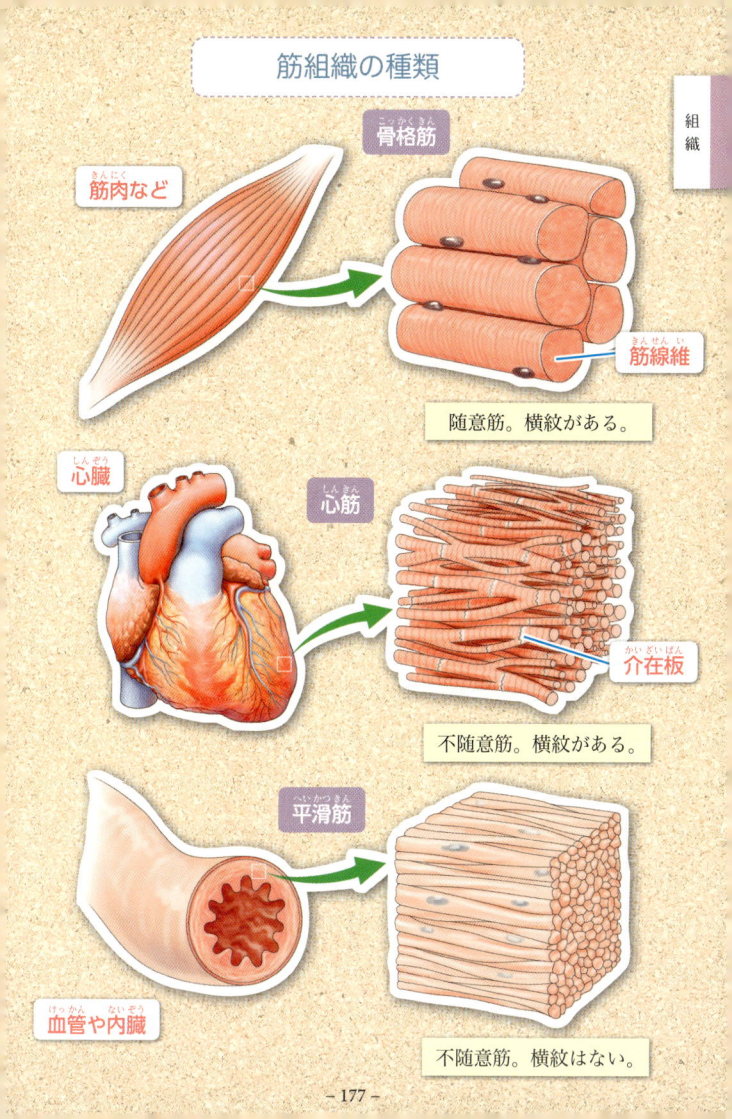

筋肉など

骨格筋

筋線維

随意筋。横紋がある。

心臓

心筋

介在板

不随意筋。横紋がある。

平滑筋

血管や内臓

不随意筋。横紋はない。

組織

神経組織

しんけいそしき
【nervous tissue】

神経組織は全身に分布し、情報の伝達を行う細胞の集団で、**ニューロン**と**神経膠細胞**（グリア細胞）で構成される。**ニューロン**は情報を電気的に伝える細胞で、細胞体、**神経突起**（樹状突起、軸索突起）、神経終末で構成される。**神経膠細胞**はニューロンの周囲に分布する細胞で、神経系の支持、保護、栄養供給などを行う。神経膠細胞はさらに中枢神経系に分布する**オリゴデンドログリア**、**アストロサイト**、**ミクログリア**と、末梢神経系に分布する**シュワン細胞**に区分される。

●**軸索突起**：ニューロンから出る比較的長い突起で、他の細胞への情報伝達を行う。この軸索突起の集合は神経線維と呼ばれ、長いものでは数mにも達する。軸索がミエリン鞘（髄鞘）でおおわれる線維を有髄線維、おおわれないものを無髄線維という。

●**神経終末**：軸索突起の末端にあるボタン状の構造で、**シナプス**と**運動終板**に区分される。**シナプス**は他の神経細胞へ、**運動終板**は筋への情報伝達を行う。ここでは**神経伝達物質**が放出され、他の細胞に情報を伝える。神経伝達物質には**アセチルコリン**、**アドレナリン**、**ドーパミン**、**GABA**、**エンドルフィン**などが存在する。この伝達物質の放出にはCaイオンが不可欠である。
→P162

●**ミエリン鞘（髄鞘）**：シュワン細胞で構成される末梢の神経軸索を取り巻く鞘状の構造。神経の保護と電気的な絶縁を行う。

●**血液脳関門**：脳にみられる特殊な構造で、血液からニューロンへの有害物質の侵入を阻止する。血液脳関門の維持にはアストロサイトが深く関わっている。
→P48

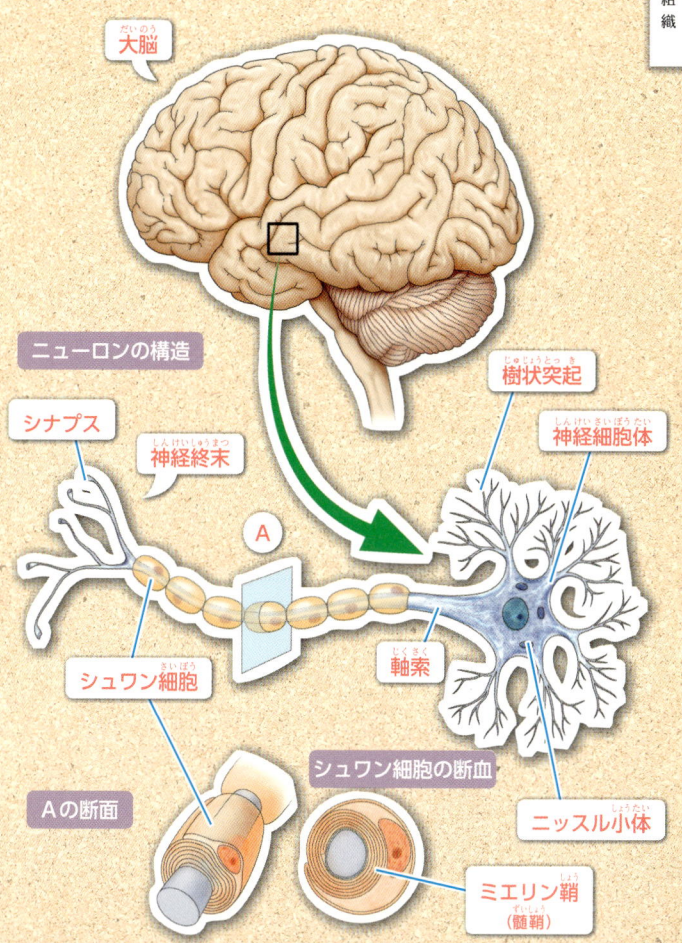

ニューロンの構造

組織

大脳

ニューロンの構造

シナプス

神経終末

樹状突起

神経細胞体

Ⓐ

シュワン細胞

軸索

Aの断面

シュワン細胞の断面

ニッスル小体

ミエリン鞘（髄鞘）

索引

[あ]

アウエルバッハ神経叢 92
アキレス腱 46,47
アクチン細糸 176
アストロサイト 178
アセチルコリン 178
アデニン 170
アデノイド 70,75
アドレナリン 146,162,178
アナフィラキシーショック 174
アブミ骨 152,166,167
アブミ骨筋神経 152
アポクリン腺 12
アミラーゼ 86,102
アランティウス管 66,67
アルドステロン 162
アルブミン 48
アレルギー性鼻炎 73
アンドロゲン 112,162

[い]

胃 88-89
胃潰瘍 89
胃がん 89
移行上皮 106,110,172
胃酸 88,90,102
胃静脈 65
胃体 88,89
I型糖尿病 103
一次運動野 122,123,138
一次卵黄嚢 121
胃底 88,89
遺伝子 112,170
陰窩 92,93
陰茎 110,114,115
陰茎海綿体 114,115
インスリン 102
咽頭 76-77
咽頭挙筋 36,74
咽頭筋 36,74,154

咽頭筋群 36
咽頭喉頭部 74,75
咽頭口部 74,75
咽頭枝 156,157
咽頭収縮筋 36,74,155
咽頭神経叢 154,156
咽頭鼻部 74,75
咽頭扁桃 70,71,74,75

[う]

ウィリス動脈輪 56,60
ウェルニッケ野 122,123
右脚 41
烏口突起 29
右心室 52,53,54
右心耳 53
右脳 122
右葉（肝臓） 98,99
右葉（甲状腺） 160,161
運動終板 178
運動線維 148,150,154,156
運動調節中枢 130
運動ニューロン 134,135,138,139

[え]

栄養脂肪 174
栄養膜合胞体層 121
栄養膜細胞層 120,121
腋窩神経 44,142,143
腋窩動脈 58,59
腋窩リンパ節 68,69
エクリン腺 12
エストロゲン 116,126
エナメル質 86,87
エリスロポエチン 108
遠位尿細管 108,109
円回内筋 44,45,142
延髄 128,129,149,157
円柱上皮 88,90,92,172,173
エンドルフィン 178

[お]

横隔神経 40,84
横隔ヘルニア 41
横隔膜 40-41,
横行結腸 94,95,104,105
黄体 116,117,158
黄体形成ホルモン 158
横突起 22,23,42,60
横突孔 22,23,60
黄斑 164
横披裂筋 76,77
横紋筋 74,176
オキシトシン 126,158
オステオン 14,15
オッディ括約筋 90,103
オトガイ筋 32,33,152
オトガイ神経 150,151
オトガイ舌骨筋 36
オリゴデンドログリア 178
オルニチン回路 100

[か]

外果 30,31
外頸動脈 56
外肛門括約筋 96,97
介在ニューロン 135,139
外子宮口 118,119
外耳孔 35
外耳道 156,166,167
外縦層 93
回旋枝 52
外側弓状靱帯 41
外側溝 122,123
外側膝状核 140,148
外側神経束 142,143
外側大腿皮神経 144,145
外側直筋 148,149
外側伏在静脈 62,63
外側翼突筋 34,35
回腸 92,93,94,95

- 180 -

索引

外腸骨動脈 58,59
回腸静脈 64,65
外転神経 20,148,149
外尿道口 110,111,114,115
海馬 122,124
外胚葉 120,121
灰白質（大脳）124,125
灰白隆起 127
外皮 12
外鼻孔 72,73
外腹斜筋 38,39
外分泌腺 12,164,172
海綿質 14,15
外肋間筋 24,38,39
カウパー腺 114,115
下顎縁枝 152
下顎骨 18,19,32,34,150
下顎神経 20,32,34,150,151
下顎神経節 157
下顎神経の支配領域 151
踵 30,31
下眼窩裂 18,19
下丘 128,129
蝸牛 20,140,166,167
蝸牛管 166,167
蝸牛神経 140,166,167
核（細胞）169,170,171
顎下神経節 146,147,152,153
顎下腺 86,152,153
角質層 12,13
核小体 168,169
顎舌骨筋 36,37
顎二腹筋 36,37,152
角膜 114,164,165,172
下行結腸 64,94,95,104
下甲状腺静脈 161
下甲状腺動脈 161
下喉頭神経 77,161
下行部 90,91

下行路 134,138-139
下肢骨 30,31
下歯槽神経 150,151
下肢の筋 46-47
下斜筋 148,149
下唇下制筋 32,33
下神経幹 142,143
下垂体 126,127,129,158-159
下垂体後葉 126,159
下垂体前葉 126,158,159
下垂体中葉 159
下垂体門脈 126,158,159
ガストリン 88
下腿三頭筋 46,47
下大静脈
　40,52,64,65,66,98,99,100
下大動脈 53
肩関節 28,29,44,142
下腸間膜静脈 64,65,98
下直筋 148,149
滑液包 16,17
滑車神経 148-149
褐色脂肪 174
滑膜 16,17
滑膜小体 168,169
カテコールアミン系
ホルモン 162
下殿神経 144,145
下半月葉 130,131
鼻甲介 18,19,72,73
下鼻甲介 18,19,73
下鼻道 72,73
下葉 80,81
顆粒球 48,49
カルシトニン 14,160
仮肋 24,25
肝炎 99
肝円索 66,98,99
眼窩 18,19,20,148,150,164

感覚受容器 12,13,135,164
感覚線維 150,152,154,156
感覚ニューロン
　132,134,135,154
肝鎌状間膜 98,99
肝冠状間膜 98,99
含気骨 14,18
眼球脂肪体 18,174
眼筋 148,164
肝硬変 62,64,99
寛骨 22,26,27,30,31
寛骨臼 26,27,30
肝細胞索 100,101
間質細胞 112
冠状溝 52
冠状静脈洞 52
杆状体 164
肝静脈 64,98,99,100
肝小葉 98,100-101
眼神経 20,148,149,150,151
眼神経の支配領域 151
関節円板 16,24
関節突起 35
関節内靱帯 16
関節軟骨 16,17
関節包 16,17
関節リウマチ 17
汗腺 12,13,172
肝臓 98-99,100
肝動脈 56,98,99
肝動脈の枝 101
間脳 125,126-127,129
顔面神経 20,32,150,152-153
顔面神経管 152,153
顔面頭蓋 18
顔面動脈 56,57
肝門 64,98,99,100
眼輪筋 32,33

索引

[き]

キーセルバッハ部位 72
気管 78-79,80,82,83,84,85
気管支 78-79,80,82,83,84,85
気管支腺 78,82
気管軟骨 78,79,82
気管分岐部 79
気胸 84,85
基質 160,174
奇静脈系 50
基底層 12,13,118
キヌタ骨 166,167
嗅球 72,73
球形嚢 166
球状帯 162,163
嗅上皮 72,73
嗅神経 20,72,73
球部 90,91
橋 128,129,149,15
岬角 22,23,26,27
胸郭 24-25,80,84
胸郭下口 24,25
胸郭上口 24,25
胸筋 40,68,69,84
頬筋 32,33,152,153
頬筋枝 152,153
胸腔 84-85
胸骨 14,24,25,36,37,38,85
頬骨 18,19,32,33,35,152,153
頬骨弓 35
胸骨甲状筋 36,37
胸骨舌骨筋 36,37
胸骨体 24,25
胸骨柄 24,25
胸骨 14,24,25,36,37,38,85
胸鎖乳突筋 36,37,84,154,155
胸神経 132,133,142,143
胸髄 132,133,134,146
胸腺 70,71,84

胸大動脈 24,56,84,85
胸椎 22,23,24,25,78,106
胸腹壁静脈 62,63
強膜 164,165
胸膜腔 80,84,85
胸腰筋膜 42,43
巨核芽球 49
巨核球 48,49
棘間線 26,27
棘筋 42,43
棘孔 20,21
棘突起 22,23,26,42
近位尿細管 108,109
筋組織 176-177
筋皮神経 142,143

[く]

グアニン 170
区域気管支 78,79,82
空腸 90,92,93
クッパー細胞 100
クモ膜 136,137
クモ膜下腔 124,130,136,137
クモ膜顆粒 136,137
クモ膜小柱 136,137
グラーフ卵胞 116
グリア細胞 178
グリコーゲン 100,102,118
グルカゴン 102
グロブリン 48

[け]

鶏冠 20,21
脛骨 30,31,46,47,58,59
脛骨神経 144,145
頸枝 152,153
形質細胞 48
茎状突起 20,35
頸静脈孔 20,21,154
頸神経 40,132,133
頸神経節 147,157

頸心臓枝 156,157
頸髄 132,133
頸椎 22,23,36,42,60
頸動脈洞枝 154,155
頸動脈小枝 154,155
茎突咽頭筋枝 154
茎突舌骨筋 36,37
茎乳突孔 152,153
頸部の筋 36-37
頸膨大 132,133
血液 48-49
血液脳関門 178
血管 50-51
月経 118
結合組織 174-175
血漿タンパク 48,100
血小板 48,49
結腸ヒモ 94,95
結腸膨起 94,95
結膜 164
血友病 49,171
ケラチン層 12
腱画 38,39
肩甲挙筋 42,43
肩甲棘 28,29
肩甲骨 28,29,42
肩甲上神経 142,143
腱索 54,55
剣状突起 24,25
原始卵胞 116,117
腱中心 40,41

[こ]

好塩基球 48,49
口蓋 74,75,86,87
口蓋弓 18
口蓋垂 34,74,75,86,87
口蓋弓 18
口蓋垂 18
口蓋垂 34,74,75,86,87
口蓋帆 86,87

索引

口蓋扁桃 70,71,74,86,87
後角 134,135,140
口角下制筋 32,33,152
交感神経 146,147
交感神経幹 146,147
口峡 86,87
後鋸筋 42,84
咬筋 32,34,35
口唇 74,75,86-87
後脛骨筋 46
後脛骨動脈 58,59
膠原線維 174,175
後交通動脈 60,61
後根 134,135
虹彩 164,165
後索 134,135
後索路 134,140,141
好酸球 48,49
後耳介神経 152,153
後室間枝 52
鉱質コルチコイド 162
甲状舌骨筋 36,37
甲状舌骨膜 76,77
甲状腺 160-161
甲状腺峡部 160,161
甲状腺刺激ホルモン 158
甲状軟骨 18,36,76,77,160,161
口腔 86,87
後神経束 142,143
後正中溝 134,135
構造脂肪 174
抗体 48
後大脳動脈 60,61
好中球 48,49
喉頭 74,75,76-77
喉頭筋 74,75,76,77
後頭蓋窩 20,21
喉頭蓋軟骨 76,77
喉頭筋 36,76,156

後頭骨 18
後頭葉 60,122,123,130,140
後頭リンパ節 69
広背筋 42,43
後腹膜臓器 94,102,104
硬膜 136,137
硬膜外腔 136
硬膜枝 156
硬膜上腔 136
硬膜静脈洞 20,136,137
肛門 94,95,96-97,147
肛門挙筋 96,97
肛門柱 96,97
抗利尿ホルモン 158
口輪筋 32,33
後輪状披裂筋 76,77
股関節 30,31,46
呼吸運動 84
呼吸細気管支 82,83
呼吸補助筋 84
黒質 128,139
鼓索神経 150,152,153
鼓室 154,166,167
鼓室神経 154
骨格筋 40,50,96,124,176,177
骨小柱 14,15
骨髄芽球 49
骨折 15
骨粗しょう症 15
骨単位 14,15
骨端線 15
骨盤 26-27,110,118,
骨盤腔 27,104,110,116,118,144
骨盤上口 26,27,58
骨盤底筋 96,110,111,119
骨盤内臓神経 146,147
骨膜 14,15
骨梁 14,15
鼓膜 74,166,167

固有胃腺 88
固有肝動脈 98
固有卵巣索 116,117
コラーゲン 12,14,174
ゴルジ装置 168,169
コルチ器 140,166
コルチコステロン 162
コルチゾル 162
コレシストキニン 92

さ

臍 66,67
臍静脈 66,67
臍帯 66
最長筋 42,43
臍動脈 66,67
臍動脈索 66
細胞質 48,168,169
細胞小器官 168
臍傍静脈網 62,63,64
細胞膜 168,169
細網線維 174,175
細網組織 175
サイモシン 70
サイロキシン 160
左脚 41
鎖骨 28,29
坐骨 31
鎖骨下筋 39
坐骨神経 144,145
左心室 52,53,54,56
左心房 52,53,54,66
左脳 122
左葉（肝臓）98,99
左葉（甲状腺）160,161
三角筋 44,45,142
三叉神経 150-151
三叉神経節 150,151
三尖弁 54,55

索引

[し]

耳介筋 34,152
耳介枝 156,157
耳介側頭神経 150,151
視覚野 122,123,148
四角葉 130,131
視覚路 140
耳下腺 86,152,154
歯冠 86,87
耳管 166,167
耳管咽頭口 74,75
耳管扁桃 70,74
子宮 116,118-119,120
子宮円索 38,118,119
子宮外膜 118
子宮筋層 118,119
子宮腔 118,119
子宮頸 118,119
子宮頸管 118,119
子宮広間膜 118,119
子宮腺 118,121
子宮仙骨靭帯 118
糸球体 108,109,162
子宮体 118,119
糸球体傍装置 108,109
子宮底 118,119
子宮内膜 118,119,120,121
軸索 178,179
歯頸 86,87
刺激伝導系 54
視交叉 127,140,148
篩骨 18,72
指骨 28,29
趾骨 30,31
篩骨洞 72
歯根 86,87
視索上核 126,127,158,159
支持組織 174
視床 126,127,140,141

視床下部 126,127,158,159
視床間橋 127
耳小骨 166,167
視神経 148,149
視神経円板 164,165
視神経管 18,20,21,148
耳神経節 146,147,154
歯髄 86,87
歯槽神経 86,150,151
痔帯 96,97
膝蓋骨 30,31
膝蓋靭帯 47
膝窩動脈 58,59
室間溝 52
膝関節 16,30,31,46
膝神経節 152,153
室傍核 126,127,158,159
シトシン 126,158,170
シナプス 178,179
篩板 20,21,72
脂肪細胞 174,175
脂肪組織 136,174,175
斜角筋 36,37,84
尺側手根屈筋 44,45,142
尺側手根伸筋 44,45
尺側皮静脈 62,63
射精管 114,115
尺骨 28,29
尺骨神経 44,142,143
尺骨動脈 58,59
斜披裂筋 76,77
斜裂 80,81
縦隔 40,84,85
自由可動関節 16
集合管 106,108,109
十字靭帯 16
自由神経終末 12,13
重層扁平上皮 172,173
十二指腸 88,89,90-

91,92,104,105
十二指腸腺 90
絨毛膜 120
自由リボソーム 169
主気管支 78,79
手根骨 28,29
種子骨 16,17
樹状突起 178,179
手背静脈網 63
シュワン細胞 178,179
上皮 18,19
上顎神経 20,150,151
上頸神経節 157
上頸神経の支配領域 151
上顎洞 72
小角軟骨 76,77
松果体 126,129
上眼窩裂 18,19,20,148,150
上眼瞼挙筋 148,149
上丘 128,129
小胸筋 38,39,84
小頬骨筋 32,33,152
笑筋 32,33
上行結腸 64,94,95,104
上甲状腺静脈 161
上甲状腺動脈 161
上行大動脈 56,57
上喉頭神経 76,77,156,157,161
上行部 90,91
上行脚 134,138,140-141
小骨盤 26,144
小指球筋 44,45
上肢骨 28,29
硝子体 164,165
上肢の筋 45
上斜筋 148,149
小十二指腸乳頭 90,91,102,103
上神経幹 142,143
小心静脈 52,53

索引

上唇鼻翼挙筋 32,33
常染色体 170,171
上前腸骨棘 26,27
上大静脈 52,53,84
小腸 90,92-93,94,104,105
上腸間膜静脈 64,65,98
上腸間膜動脈 56,57,146
小腸上皮細胞 93
上直腸 148,149
上殿神経 144,145
小脳 128,130-131,139,140
小脳脚 128,130,131
小肺胞細胞 82
上半月葉 130,131
上鼻甲介 73
上皮小体 160,161
上皮組織 172,173
上鼻道 72,73
小伏在静脈 62,63
小胞体 168,169
漿膜(小腸) 92,93
鞘膜 113
静脈管 66,67,98
静脈管索 66
静脈還流 50
上葉 80,81
小葉間胆管 101
小菱形筋 43
小弯 88,89
上腕回旋筋群 28,44,45
上腕骨 28,29,38,42,142
上腕三頭筋 44,45,142
上腕動脈 58,59
上腕二頭筋 44,45,142
食道 74,75,84,85,88,89
食道静脈 64
食道神経叢 156
食道裂孔 40,41
鋤骨 18

自律神経 146-147
塵埃細胞 82
心圧痕 80
腎盂 106,107
心外膜 54,55
心筋 52,176,177
伸筋支帯 44,45
心筋層 54,55
神経膠細胞 178
神経細胞体 132,179
神経終末 178,179
神経組織 158,162,178,179
神経伝達物質 178
神経突起 178
真結合線 26,27
心室中隔 54,55
腎小体 108,109
腎上体 162,163
腎静脈 106,107,163
腎髄質 107,162,163
腎錐体 106,107
心切痕 80,81
心尖 52,53
心臓 52-55,85,147
腎臓 105,106-107,108,110,162,163
心臓神経叢 156,157
人体発生 120-121
心タンポナーデ 55
心底 52,53,54
腎動脈 56,57,106,107,163
心内膜 54,55
腎乳頭 106,107,108
腎杯 106,107
腎盤 106,107
真皮 12,13,120,174
深排骨神経 144,145
腎皮質 107,158,162,163
深部感覚中枢 130

腎不全 107
心膜腔 54
腎門 106,107
真肋 24,25

【す】

随意筋 176
膵液 90,102
膵炎 103
膵管 90,91,102,103
髄腔 14,15
髄質(大脳) 124,125
髄質(副腎) 162,163
髄鞘 178,179
水晶体 164,165
錐状体 164
膵臓 102-103,104,105
膵体 102,103
錐体(頭蓋骨) 20,21
錐体(脳幹) 128,129
錐体外路 124,128,130,138,139
錐体筋 38,39
錐体路 124,130,138,139
膵頭 102,103
膵尾 102,103
水平部 90,91
水平裂 80,81
髄板 132,136,137
膵リパーゼ 102
皺鼻筋 33

【せ】

精液 114
正円孔 20,21,150
精管 113,114
精細管 112,113
精細胞 112
精索 38,113,114
精子 112,114,118,120
成熟卵胞 116,117
性染色体 170,171

索引

精巣 112,113,114,115
精巣上体 113,114,115
精巣上体管 113
精巣小葉 113
精巣中隔 113
精巣動脈 113
精巣輸出管 113
声帯 36,76
正中神経 44,142,143
成長ホルモン 158
精嚢 114,115
赤核 128,129,139
赤核脊髄路 134,138,139
赤筋 176
染色質 168,170
脊髄 132-135
脊髄円錐 132,133
脊髄視床路 134,140,141
脊髄小脳路 134,139,140
脊髄神経 22,132,133,134,135,142,144
脊髄神経節 132,133,134,135
脊柱 22-23
脊柱起立筋 42,43
脊柱弯曲症 23
セクレチン 90
舌 86,87
舌咽神経 20,154,155,156
舌下神経 34,154,155
舌下腺 86,152
舌筋 34,154
赤血球 48,49
舌骨 18,36,37,75
舌骨筋群 36
舌枝 154
舌神経 150,151,152,153
舌乳頭 86
舌扁桃 70,71,74
セルトリ細胞 112
線維芽細胞 174,175

前角 134,135
前鋸筋 38,39
前脛骨筋 46,47
前脛骨動脈 58,59
前交通動脈 60,61
仙骨 22,23,26
前骨間動脈 59
仙骨神経 133
仙骨神経叢 132,144,145
前根 134,135
前索 134,135,138,139,140
浅指屈筋 44,45,142
前室間枝 52
浅掌動脈弓 59
染色体 112,168,170,171
仙髄 132,133,134,146,147
前正中裂 134,135
前赤芽球 49
浅側頭動脈 57
浅鼠径輪 38,39
腺組織 158,162,172
前大脳動脈 60,61
仙腸関節 26
前庭 166,167
前庭球 119
前庭神経 140,166,167
前庭脊髄路 134,138,139
前頭蓋窩 20,21
前頭筋 32,33,152
前頭骨 18,19
前頭洞 21,72,73
前頭葉 20,60,72,122,123
前頭連合野 122,123
浅腓骨神経 144,145
浅腹壁静脈 62,63
尖弁 54,55
線毛上皮 172,173
泉門 18

前立腺 114,115
前リンパ球 49
前腕正中皮静脈 62,63

【そ】

総肝管 98,99,100,103
総頸動脈 56,57,60,155
ゾウゲ質 86,87
造血幹細胞 14,49
総指伸筋 44,45
桑実胚 120
臓側胸膜 80,84,85
臓側腹膜 104,105
総胆管 90,91,98,99,100,103
総腸骨動脈 56,57,58
総腓骨神経 144,145
僧帽筋 42,43,154
僧帽弁 54,55
側角 134,135
足筋群 46
足根骨 30,31
側索 134,135,138,139,140
束状帯 162,163
側頭窩 34,35
側頭筋 32,34,35,150
側頭骨 18,19,166
側頭枝 152,153
側頭葉 122,123
側脳室 124,125
足背動脈 58,59
側副血行路 62,64
鼠径靱帯 39
鼠径リンパ節 68,69
咀嚼筋 32,34,35
疎性結合組織 12,50,174,175
粗面小胞体 168,169

【た】

体幹の筋 38-39
大胸筋 38,39
大頬骨筋 32,33

大結節 28,29
大後頭孔 20,21,132,154
対光反射 128,164
大骨盤 26
胎児循環 66,67,98
大十二指腸乳頭 90,91,100,102,103
大静脈孔 40,41
大食細胞 174,175
大心静脈 52,53
大錐体神経 152,153
体性感覚野 122,123,140
大腿筋膜張筋 46,47,144
大腿骨 26,30,31,46
大腿骨頭 31
大腿四頭筋 46,47,144
大腿神経 144,145
大腿動脈 58
大腿二頭筋 46,47
大腸 94-95,96,104
大腸炎 95
大殿筋 46,47,144
大転子 30,31
大動脈 52,53,66,67
大動脈弓 56,57,76,84,156
大動脈弁 54,55
大動脈裂孔 40,41
大内転筋 46
大脳 122-125
大脳基底核 124,125,138,139
大脳脚 128,129
大脳縦裂 122,125
大脳静脈 137
大脳動脈輪 56,60,61
大脳半球 122,124
大脳皮質 138,139,141
大肺胞細胞 82
胎盤 66,67,120
大伏在静脈 62,63

大網 104,105
大網ヒモ 94,95
第4脳室 124,129,130,131
第4脳室正中口 130,131
大菱形筋 43
大彎 88,89
ダウン症 171
唾液腺 86,147
ダグラス窩 104,105,118
多列線毛上皮 173
単芽球 49
胆管系 100
単球 48,49
短骨 14,22
胆汁 90,92,98,100
胆膵管膨大部 90,103
男性生殖付属器官 114,115
弾性線維 12,50,174,175
男性ホルモン 112,162
単層円柱上皮 88,90,92,173
単層扁平上皮 172
短内転筋 46
胆嚢 98,99,103
胆嚢管 98,103
短背筋 42
単葉 130,131

[ち]

蓄膿症 73
恥骨 31
恥骨下角 26,27
恥骨筋 46
恥骨結合 26,27
膣 110,114,118,119
緻密質 14,15
チミン 170
肘関節 28,29,44
肘筋 44,45
中甲状腺静脈 161
中耳 166,167

中手骨 28,29
中心窩 164,165
中心管 134,135
中神経幹 142,143
中心溝 122,123
中心静脈 64,98,100,101
中心体 168,169
虫垂 70,71,94,95
肘正中皮静脈 62,63
中足骨 31
中大脳動脈 60,61
中殿筋 46,47,144
肘頭 28,29
中頭蓋窩 20,21
中脳 128,129,138,141,148,149
中脳水道 124,128,129,130
中胚葉 120,121
中鼻甲介 73
中鼻道 72,73
虫部 130,131
中葉（下垂体) 158,159
中葉（肺) 80,81
聴覚野 122,123
聴覚路 140
腸間膜 104,105
腸間膜神経節 147
腸間膜リンパ節 69
長胸神経 142,143
蝶形骨 18,19,72,73
蝶形骨洞 72,73
長脛靱帯 47
長骨 14
腸骨 30,31
腸骨下腹神経 144,145
腸骨筋 46
長掌筋 45,142
腸骨 90,92,94
長橈側手根伸筋 44,45
長内転筋 46,47

索引

長腓骨筋 46
長腰趾伸筋 46
腸腰筋 46,47,144
腸肋筋 42,43
直腸 94,95,96-97,105,146
直腸子宮窩 104,105,118
直腸静脈叢 96,97

[つ]

椎間孔 22,23,132
椎間板 22,23
椎間板ヘルニア 23
椎弓 22,23
椎孔 22,23
椎骨 22
椎骨動脈 20,22,56,57,58,60,61
椎体 22,23
椎傍神経節 146
ツチ骨 166,167
蔓状静脈 113

[て]

デオキシリボ核酸 170
テストステロン 112
デスモソーム 168,169
デルマトーム 132
テロメア 170
伝導路 138-141

[と]

島 124,125
頭蓋 18-21
動眼神経 148-149
瞳孔 164,165
瞳孔括約筋 148,164
橈骨 28,29
橈骨神経 44,142,143
橈骨動脈 58,59
糖質コルチコイド 162
動静脈吻合 50
橈側手根屈筋 44,45,142
橈側皮静脈 62,63

頭頂後頭溝 122,123
頭頂骨 18,19
頭頂葉 60,122,123
洞房結節 54
動脈管 66,67
動脈管索 66
動脈の分布 56-59
洞様血管 50,64,100,101
ドーパミン 128,178
トリプシノゲン 102
トリヨードサイロニン 160
トルコ鞍 20,21,158

[な]

内果 30,31
内括約筋 110,111
内胸動脈 57,58
内頸静脈 20,68,134,155,161
内頸動脈 56,60,61
内肛門括約筋 96,97
内耳 166,167
内耳孔 20,21,152
内耳神経 20,140,166,167
内耳道 20,140,166,167
内側弓状靭帯 41
内側神経束 142,143
内側面 62,80,84
内側毛帯 141
内側翼突筋 32,34,35
内側骨動脈 58,59,66
内尿道口 110,111
内胚葉 120,121
内腹斜筋 38,39
内分泌腺 172
内閉鎖筋 47
内包 60,124,125,138
内輪筋 93
内肋間筋 24,38,39
軟膜 136,137

[に]

II型糖尿病 103
二次卵胞 117
二尖弁 54,55
ニッスル小体 179
乳頭筋 54,55
乳頭層 12,13
乳頭体 126,127
乳頭突起 22,23
乳ビ槽 68,69
乳様突起 20,35
ニューロンの構造 179
尿管 106,107,110,111
尿管口 110,111
尿道 110,111
尿道海綿体 114,115
尿道括約筋 96,110,111
尿道球腺 114,115
尿毒症 107
尿路結石 107

[ね]

ネフロン 106,108-109
粘膜下組織 93
粘膜ヒダ 88,89

[の]

脳幹 128-129,146,147
脳弓 124,125,127
脳底動脈 60,61
脳頭蓋 18
脳梁 124,125
ノルアドレナリン 162

[は]

歯 34,86,87,150,151
パーキンソン病 128,129
肺 80-81,82,83,84,85,147
パイエル板 70,71,92
胚外中胚葉 121
肺胸膜 80,84,85
肺区域 80

肺静脈 52,53
肺静脈の枝 83
肺尖 80,81
背側骨間筋 45
肺底 80,81
肺動脈 52,53
肺動脈幹 52,53
肺動脈の枝 83
肺動脈弁 54,55
排尿筋 110,111
胚盤 121
胚盤胞 120
背部の筋 42,43
肺胞 82,83
肺胞管 82,83
胚胞腔 120,121
肺門 80,81,84
排卵 116,117
薄筋 47
白筋 176
白質 124,125,130,134
皮質(大脳) 124,125138,139,141
皮質(腎臓) 106,107
皮質延髄路 138
皮質脊髄路 128,134,138
微絨毛(細胞) 169,173
微絨毛(小腸) 92
尾状核 124,125
皮静脈 62-63
脾静脈 64,65,98
尾状葉 98,99
尾髄 132
ヒスタミン 48,174
皮節 132
脾臓 70,71
左冠状動脈 52,53
左結腸静脈 64,65
左鎖骨下動脈 56,57
左静脈角 68,69
左総頸動脈 56,57
左肺動脈 53
左反回神経 76,157
左リンパ本幹 68,69
鼻中隔 18,19,72
皮膚 12-13,172
腓腹筋 46,47,144
肥満細胞 48,174,175
白体 116,117
バソプレシン 126,158
白血球 48,49
白血病 49
ハバース管 14,15
馬尾 132,133
ハムストリング 46
パラソルモン 14,160
破裂腔 20,21
反回神経 76,77,156,157
半関節 16
半規管 140,166,167
半月板損傷 17
半月ヒダ 97
半月弁 54
半月裂孔 72,73
半腱様筋 46,47
伴行静脈 50,62
反射弓 134,135
半膜様筋 46,47

【ひ】

皮下組織 12,13
鼻腔 32,33
鼻腔 72-73,74,75
腓骨 30,31
鼻骨 18,19
尾骨 22,23,26,27
尾骨神経 132,133
鼻根筋 32,33
皮脂腺 12,13
表情筋 32-33
表皮 12,13,172
ヒラメ筋 46,47
鼻涙管 72,73
披裂喉頭蓋筋 76,77
披裂軟骨 76,77
ピロリ菌 89
貧血 49

【ふ】

ファータ・パチニ小体 12
ファータ乳頭 90,103
フィブリノゲン 48
腹横筋 38
腹腔 104-105
腹腔神経節 146,147
腹腔神経叢 156,157
腹腔動脈 56,57,98
副交感神経 134,146
副交感線維 148,152,154,156
伏在神経 144,145
腹式呼吸 24,40,84
副腎 147,162-163
副神経 154,155
副神経外枝 154
副神経内枝 154
副腎髄質 162,163
副腎動脈 163
副腎皮質 162,163
副腎皮質刺激ホルモン 158
副膵管 90,91,102,103
腹大動脈 56,57
腹直筋 38,39
腹直筋鞘 38,39
副鼻腔 72
腹膜腔 104,105
腹膜垂 94,95
不随意筋 176
ブチアリン 86
不動関節 16

索引

浮遊肋 24,25
プルキンエ細胞 130
ブルンネル腺 90
ブローカ野 122,123
プロゲステロン 116
プロラクチン 158
分界線 26,27
噴門 88,89

[へ]
平滑筋 176,177
平衡感覚中枢 130
平衡感覚路 140
閉鎖神経 144,145
ペースメーカー 54
壁側胸膜 84,85
壁側心膜 54
壁側腹膜 104,105
ペプシノゲン 88
ペプシン 88
辺縁葉 122
扁平骨 14,18
扁平上皮 172
ヘンレのループ 108,109

[ほ]
方形葉 98,99
縫合 16,18,19
膀胱 110-111,115,147
膀胱括約筋 110,111
縫工筋 46,47
膀胱三角 110,111
膀胱子宮窩 104,118
放出-抑制系ホルモン 126
ボウマン嚢 108,109
母指球筋 44,45
ボタロー管 66,67

[ま]
マイスナー小体 12
マクロファージ 48,174

[み]
ミエリン鞘 178,179
ミオグロビン 176
ミオシン細糸 176
右冠状動脈 52,53
右鎖骨下動脈 57
右静脈角 68,69
右静脈角 68,69
右反回神経 76,157
右リンパ本幹 68,69
ミクログリア 178
ミトコンドリア 168,169
脈絡叢 124,125
脈絡膜 164,165
味蕾細胞 86

[む]
無顆粒球 48,49

[め]
眼 164-165
迷走神経 154,155,156-157
メズサの頭 62
メルケル触覚盤 12

[も]
毛細胆管 100,101
網状赤血球 49
網状層 12,13
網状帯 162,163
盲腸 94,95
盲点 164
網嚢 104,105
網膜 164,165
網様体 128,129
毛様体 164,165
毛様体筋 164
毛様体小帯 164,165
毛様体神経節 146,147,148,149
門脈 64-65
門脈の枝 101

[ゆ]
幽門 88,89,90

幽門弁 88,89
輸出細動脈 108,109
輸入細動脈 108,109

[よ]
葉気管支 78,79,82
腰神経 132,133,144,145
腰神経叢 144,145
腰髄 132,133
腰仙骨神経叢 132,144,145
腰椎 22,23
腰筋大 132,133
羊膜 120
羊膜腔 121
翼口蓋神経節 146,147,151,152,153

[ら]
ライデッヒ細胞 112
卵円窩 54,66
卵円孔 (胎児循環) 66,67
卵円孔 (頭蓋) 20,21,150
卵割 120
卵管 117,118,119,120
卵管峡部 118
卵管采 117,118,119
卵管子宮口 118,119
卵管膨大部 118,119,120
卵管漏斗 118
卵形嚢 166
ランゲルハンス島 102
卵細胞 116,117
卵巣 116,117,118
卵巣堤索 116,117
卵胞刺激ホルモン 158
卵胞上皮細胞 116,117

[り]
リーベルキューン腺 92
梨状筋 47
リソソーム 168,169
立方上皮 172

立毛筋 12,13
リボソーム 168,169
輪状甲状筋 36,37,76
輪状軟骨 76,77
輪状ヒダ 92,93
リンパ管 68-69,70
リンパ器官 70-71
リンパ球 48,49
リンパ小節 70,92,93

[る]

涙骨 18,19
涙腺 147,153,164
類洞 100,101

[れ]

レニン 108,162
レニン-アンギオテンシン-アルドステロン系 162

[ろ]

漏斗 126,127,158,159
肋軟骨 24,25
肋膜 84,85
肋骨 24,25
肋骨溝 24
肋骨突起 22,23
肋骨面 80,81

[わ]

ワルダイエル咽頭輪 74
腕神経叢 142-143
腕橈骨筋 45
腕頭動脈 56,57

[A]

ACTH 158,162
ALP 101
ALT 101
AST 101
AVノード 55

[B]

B細胞 48

[D]

DIP関節 28,29
DNA 171

[F]

FSH 126,158

[G]

GABA 178
GH 158

[L]

LH 126,158

[M]

MP関節 28,29

[N]

NK細胞 48

[P]

PIP関節 28
PR 158
PTH 160

[S]

SAノード 55
S状結腸 95

[T]

T3 160
T4 160
TSH 158
T細胞 48

[X]

X染色体 170

[Y]

Y染色体 170

[その他]

γGTP 101

【著者紹介】

飯島治之（いいじま・はるゆき）

昭和54年、北海道大学理学部生物学科動物系統分類学講座を卒業後、同年4月に東京女子医科大学医学部解剖学教室入室、20年にわたり人体解剖学実習を担当。その後、平成10年に同看護学部講師、平成16年同准教授、平成23年10月に退職。現在は了德寺大学客員教授、東京女子医科大学医学部非常勤講師として、解剖学の実習と講義を担当している。

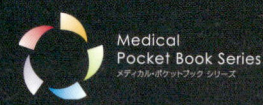

Medical Pocket Book Series
メディカル・ポケットブック シリーズ

ナースのための解剖生理ポケットブック

| 2013年10月25日 | 初版 | 第1刷発行 |
| 2015年 7月 1日 | 初版 | 第2刷発行 |

著 者	飯島治之
発行者	片岡 巌
発行所	株式会社技術評論社
	東京都新宿区市谷左内町21-13
電話	03-3513-6150 販売促進部
	03-3267-2270 書籍編集部

印刷／製本　　大日本印刷株式会社

定価はカバーに表示してあります。
本書の一部または全部を著作権法の定める範囲を超え、無断で複写、複製、転載あるいはファイルに落とすことを禁じます。
©2013 Haruyuki Iijima

造本には細心の注意を払っておりますが、万一、乱丁（ページの乱れ）や落丁（ページの抜け）がございましたら、小社販売促進部までお送りください。
送料小社負担にてお取り替えいたします。

ISBN978-4-7741-5975-1 C3047 Printed in Japan

| 装丁・本文デザイン・DTP | 清原一隆・小林未歩 (KIYO DESIGN) |
| イラスト | 上村一樹 |

Medical
Pocket Book Series